U0001241

HEART

心|視野

HEART
心｜視野

# 我的一天
# 從冥想開始

## 提升專注力、擺脫心累倦怠的35種
## 冥想練習，神清氣爽開啟每一天

慶抒潤——著　陳宜慧——譯



나의 하루는 명상에서 시작된다 :
번아웃 직장인에게 필요한 마인드풀니스 명상 습관!

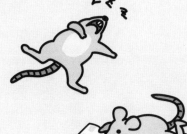

# 推薦語

生活中的痛苦和健康的惡化都是從心開始的，現代人的心往往承受很大的壓力，並且疲憊不堪，但是卻無法察覺這種心情，也沒能好好照顧自己。作者從生活、心靈、健康的觀點出發，詳細描述自己在生活中實踐冥想的經驗。她提出的冥想訓練法十分有效且實用。

——金俊英／心平氣和乳房外科診所院長，自律神經功能醫學研究所所長

這本書是很珍貴的禮物，內容包含作者從心靈之旅和生活中汲取的智慧、長期實踐的冥想經驗，以及各冥想理論的研究結果。冥想很好，但是有些人不知道該從何開始，我想向初學者或是希望更深入探索冥想並廣泛運用的人，推薦這本能溫暖心靈，並且培養精神力的好書。這本書引導我了解並實踐冥想，我每天也都非常期待和這本書一起用冥想開啟新的一天。

——Ashton Joe／SIY谷歌開發冥想國際領導人，MindFulness Korea代表

身心健康可以說是幸福生活的同義詞。這是一個多數人為了幸福而拼命工作，卻很難真正得到幸福的時代！我們究竟需要什麼才能幸福呢？冥想是能讓我們的身心變健康的卓越方法。雖然為了幸福而關注冥想的人越來越多，但是談論冥想理論和方法的書卻不多。我認為親自實踐冥想非常重要，本書的內容都是作者實際練習並記錄下來的冥想經驗，對於想接觸冥想的人來說，這本書是非常實用的指南。

——柳賢振／保健學博士，氧氣足跡公司代表

每天努力工作，忙碌地度過一天，只有我是這樣生活的嗎？多數現代人天天都過得很辛苦，然而，越是忙亂，越需要好好維持健康。「如果說運動是為了身體的健康，那麼冥想就是為了心靈的健康和幸福的生活。」我對書中的這句話產生了共鳴。我沒想到只要停止工作，並且冥想幾分鐘，就能舒緩壓力並恢復精神！我推薦這本書給每天工作量很大的上班族，以及希望心靈健康的所有人。

——安世勳／律師

## 前言

# 「過勞」是我開始冥想的契機

過去的我是所謂的「斜槓族」，除了正職工作，還有好幾份兼職。過著忙碌生活的我有時候會想：「我是為了工作而出生的嗎？」或是「我只為了工作而活嗎？」然而，當時的我卻沒有回應心中的質疑，持續工作了幾年，直到某天早上，我發現自己的身體無法隨心所欲地活動，雖然沒有到動彈不得的地步，但是強烈的疼痛二十四小時如影隨形。

在此之前，我不論做什麼事都非常積極，我也以為自己是個開朗的人。但是身體變差，且長時間沒有好轉，讓我逐漸變得很消極，什麼事都不想做。在認識功能醫學（Functional medicine）之前，我跑了許多家醫院都無法查明病因，所以沒辦法對症下藥。後來我想：「既然身體無法治癒，那就先照顧一下疲憊的心吧！」因此我在痛到無法入睡時嘗試冥想，就這樣開啟了治癒內心的冥想之旅。

現代人生活在高壓的環境中，如果不好好照顧自己，身心都容易崩解。因此，在我們燃燒殆盡前，必須先好好調適生活中的壓力，並照顧自己的身心。這本書分享了我過勞倒下之後，試著透過冥想照顧自己的過程和經驗。我修復內心的過程就像修整花園，而這本書會從基本的技巧開始，完整說明如何整修你的心靈庭園，希望也能幫助你修復身心。

慶抒潤

# CONTENTS



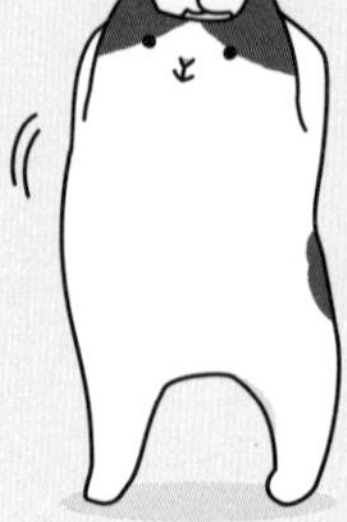

CHAPTER 3

## 用正念調適壓力——照顧心靈花園裡的枯葉



CHAPTER 4

## 用冥想照顧自己——治療心靈花園裡受傷的植物

CHAPTER 5

## 接納自己的冥想——使自己的心靈花園開滿花



CHAPTER 6

## 上班族的一日冥想

### 早晨



### 開始工作

## 冥想音檔引導練習



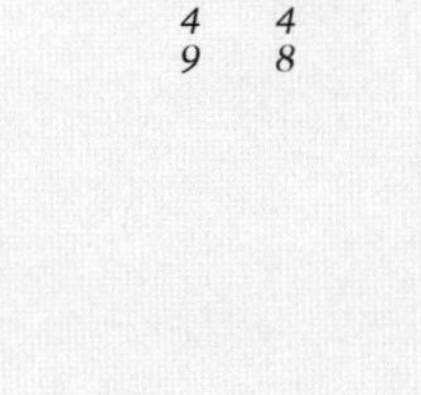

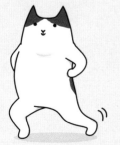

# CHAPTER 1

# 上班族為什麼需要冥想？

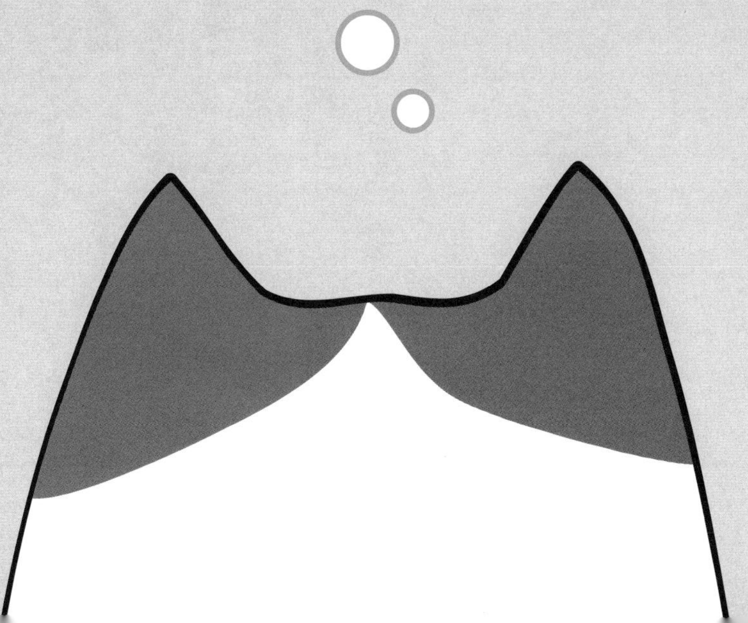

# 01

# 我的心好累，人生為什麼這麼難？

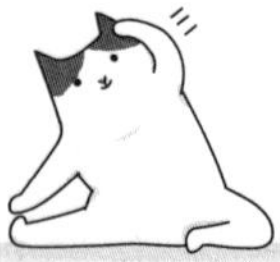

## 為什麼生活令人痛苦？

「我連抬頭看天空的時間都沒有……真的不知道自己是為了什麼而活。」、「我每天都在想自己能活到周末嗎？」、「下次休假是什麼時候？我現在期待的只有放假！」、「我現在在家工作，所以感覺時間變多了，我想做點什麼，卻發現自己完全不知道喜歡什麼。」、「我不知道該怎麼舒緩壓力，所以每天都覺得很悶。」

這是上班族常見的心聲，如果你也有同感，表示你可能並不滿意自己的生活。我們的生活為什麼會又累又辛苦呢？

## 犧牲現在的生活，一心追逐未來目標

為了滿足社會期待，我們從學生時期一直過著只看向未來目標的生活，並幻想著只要考上好大學，就能幸福地生活，但是入學後才發現這不是事實。如果我們把就業、升遷、結婚等視為人生的課題，那麼我們會發現必須完成的目標實在沒完沒了。你尚未完成的人生清單還有多少呢？你是不是至今都為了完成這些願望而不斷奮鬥呢？你是否一心以為只要滿足社會期待，生活就會變幸福，而不斷為了美好的未來犧牲現在的生活呢？

犧牲現在的生活意味著什麼？代表我們不能專注並享受實現目標的過程。舉例來說，如果我們在爬山的時候一心想著要盡快登頂，就很難欣賞途中的樹木，也無法感受泥土的觸感和清新的空氣，因為比起身邊的大自然，我們更在乎的是實現登上山頂的目標。現在，請問問自己，你是不是也像這樣為了未來而犧牲了「現在」呢？另外，你是否總是像即將參加大考的考生一樣，過著焦慮的生活呢？

我們必須檢視自己想達成這些目標是為了誰，以及過去在完成這些課題時，為什麼會感受到幸福？如果讓你幸福的是某人的認可，那麼你可能就是為了獲得他人的認同而努力。這樣你還能說自己過著理想的生活嗎？是不是社會價值觀和其他人的眼光代替你成為了人生的主人呢？

如果未來的目標不是內心真正的渴望，實現了之後也只會感到空虛，並且常常忍不住質疑自己：「我現在活著到底是為了什麼？」

## 執著於目標帶來的痛苦

如果只看目標，當目標無法實現時，我們的內心就會遭受很大的挫折。我們強忍著現在的痛苦追逐目標，告訴自己會苦盡甘來，所以一旦不能實現心願，內心就會感到無比空虛。其實，達成目標本身不是壞事，但深信唯有實現心願才能變幸福，以致忽略了當下的生活，才是我們痛苦的原因。達不到目標帶來的痛苦，讓我們產生「既然都犧牲了，怎麼可以沒有實現目標」的糾結情緒。

人會因為滿足需求而開心，反之也會因為無法滿足需求而愁眉不展。「目標」也是我們想要被滿足的欲望，所以如果無法達成，內心就會感到不滿。人們執著於想要持續擁有自己喜歡的東西，同時遠離討厭的事物，一旦不能如願以償就會感到痛苦。

如果能夠心想事成該有多好？然而，現實不可能總是盡如人願，有時甚至在實現心願後，才發現不是心之所向，或是又出現其他目標。人的需求和欲望往往沒有盡頭，我們會在買完東西後就心滿意足，再也不購物了嗎？不，我們還是會繼續買別的東西。我們的心和欲望永遠不會被滿足，如果不認清這個事實，我們就會繼續感到痛苦。

我們在不能隨心所欲時，多半會產生負面情緒，並且用負面的想法詮釋事情，使自己更加痛苦。有些人會選擇壓抑情緒，但是這樣會使自己對正面情緒的感受也連帶變遲鈍，時間久了就會成為幾乎沒有喜怒哀樂的人，或是當感受到不好的情緒時，就會厭惡無法完全清除情緒和雜念的自己。

## 行為模式：多數現代人熟悉的心靈模式

現代人痛苦的原因是因為我們相信唯有達成目標，才能幸福，因此，沒有時間感受現在的生活，只能不斷將工作塞入生活中，但是卻發現我們永遠無法滿意，不能隨心所欲的生活。即便我們努力排解負面情緒，但是仍然無法讓痛苦從生活中消失。相信許多人會對現代人的這種「行為模式」（Doing mode）產生很深的共鳴。每次提到行為模式時，許多人都會恍然大悟：「啊，原來我是因為這樣才會覺得很辛苦啊！」在西歐引領正念冥想風潮的喬．卡巴金博士（Jon Kabat-Zinn）曾說：「現代人生活在行為模式之中。」以下請各位確認一下自己是否也以行為模式生活。

### 行為模式的特點

1 很多時候都不知道自己正在做什麼。例如：手裡正拿著手機通話，卻不斷尋找手機。
2 不親自嘗試，而是先做許多假設。例如：看到沒吃過的食物，但是卻因為紅色的外觀而覺得一定會很辣。
3 總是想起過去的事，並且擔心未來的事。
4 想消除或逃避不愉快的經歷。
5 經常希望未來和現在不同。
6 常常覺得自己的想法會成真。例如：去年考試成績不好，就覺得今年肯定也不會好。
7 認為人生中最重要的是實現目標。

## 冥想筆記

每個人都希望擺脫痛苦，並且擁有幸福的生活，因此，多數人都相信如果達成社會的期待，就會變幸福，並且在實現目標的每個瞬間都想著「為何現在還不幸福？」即使達成了目標並得到了幸福，那樣的幸福會長久嗎？答案往往是不會，因為只要我們的心不知道滿足，就會認定要實現下一個目標才能變幸福。然而，如果我們只把幸福寄託在目標上，永遠都不會滿意自己的生活。而這些不如意，就會引發強烈的負面情緒。這就是現代人習慣的心靈運作模式，我們該怎麼做才能把自己從艱辛的生活中拯救出來呢？有沒有能讓自己擺脫行為模式的方法呢？接下來繼續帶大家進一步探索。

# 02 活在當下，好好感受這個時刻吧！

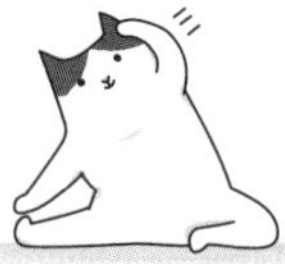

幸運的是，我們有方法可以脫離造成痛苦的行為模式，而這個方法就是專注感受當下，也稱為「存在模式」（Being mode）。現代社會的價值觀將實現遠大目標和自我發展放在首位，所以我們習慣把行為模式帶入生活的各個層面。那麼，替代行為模式的「存在模式」又有什麼特點呢？該如何從行為模式轉換到存在模式？又該如何在生活中實踐存在模式呢？

## 脫離行為模式的替代方案：存在模式

行為模式和存在模式都是人類心靈運作的方式，如同前述，多數人已經習慣以行為模式生活，因此，培養使用存在模式生活的習慣非常重要。

## 存在模式的特點

1 **有意識的覺察**：對於日常生活中每天重複看到的東西，也像第一次看到般懷著好奇心觀看。「我之前就看過，已經很清楚了，不看也罷」，放下這樣的心態去看事物，就能做到專注當下。如果我們能夠有意識地覺察所有事物，就可以做出新的選擇。

2 **重視親身體驗**：如果把行為模式形容成是「用思考體驗未知」，那麼存在模式就是「用全身親自感受」。

3 **活在當下**：行為模式會讓人懊悔過去、擔憂未來。如果學會活在當下，即使憶起過去或仰望未來，我們就不會被雜念牽著鼻子走。

4 **勇於面對負面經驗**：行為模式會讓人強烈抵抗不好的經驗，認為這些事絕對不可以發生在自己身上。存在模式則強調尊重並關注自己所有的經歷，內心不迴避也不抵抗，所以不會越來越痛苦，一切會慢慢過去。

5 **如實接受自己的處境**：處在存在模式下時，無論發生什麼事，人們都能坦然接受，抱持一切都有可能發生的心態。因為所有事物都沒有既定模樣。看待自己也是一樣，以存在模式看待自己時，即使別人眼中的我們不盡理想，我們也能接受並尊重自己。相反地，行為模式讓我們認為自己和事物都必須是「特定模樣」，執著於達不到的理想，因此總是感到不滿意，並且容易自責：「為什麼我連這個都做不好？」或者「我怎麼會這樣……」。

**6 不受想法牽制：**對自己的想法深信不疑的人很容易陷入充滿挫折感的負面情緒之中，例如認定「今年我也不會取得好成績」。然而，存在模式則是即便想著「去年考不好，今年也不可能好起來」，心裡卻知道那只是一個念頭，不一定會真的發生，於是能夠輕鬆以待。

**7 關注生活的所有面向：**行為模式使人視野狹隘，如同只朝向目標奔跑的賽馬。存在模式則可以拓展視野，讓我們看見生活的全貌，關照自我身心、用心對待他人，並且感受每個瞬間。追求幸福生活不能只光看目標，必須用心照料生活的所有面向。

**行為模式**

□無意識地行動
□透過思考體驗
□懊悔過去、擔憂未來，無法活在當下
□嘗試逃避或抹除不愉快的經歷
□希望情況能有所改變
□認定想法會成真
□優先實現目標

**存在模式**

□有意識的覺察、選擇
□親自體驗
□活在此時此刻
□正視不愉快的經歷
□如實接受自己的處境
□不被想法牽制
□以當下為基礎，審視生活的全貌後再實踐目標

＊參考《八週正念練習：走出憂鬱與情緒風暴》（*The Mindful Way Workbook*／Mark Williams, John Teasdale, Zindel Segal 共著）一書所製作的表格

## 為什麼「當下」很重要？

上表整理了兩種模式的不同之處——行為模式聚焦於行為、目標和想法；存在模式則把重點放在「當下」。存在模式讓我們有意識地覺察「現在」、「這裡」所發生的一切，即使發生令人不愉快的事，也能親身感受並接受。然而，為什麼存在模式強調「現在」和「這裡」？「現在」和「這裡」又為何如此重要呢？

因為實際存在的時空就只有「此刻此地」，過去已不復返、未來尚未到來。除了「此刻此地」，過去和未來的時空都只存在於腦中，而腦中的想法並不是現實。人的思想可以勾勒出任何不存在於現實的東西，所以我們所想的過去或未來時空並非真實存在，唯一存在的只有「此刻此地」。

我們能夠改變的只有「現在」，只要我們專注當下，有意識地做出選擇，下個瞬間就會因為這個決定而改變。如果我們將注意力聚焦於此刻此地，生活和未來就會不一樣。你曾看過不斷擔心未來的人改變了未來嗎？然而，只要你成為現在的主人，你就能做到。「此刻此地」就是改變未來的鑰匙。

當我們因為行為模式而感到痛苦的時候，該怎麼做才能切換到存在模式呢？雖然知道專注在「此刻」和「此地」就可以了，但是要如何專注？難道在心中默念：「現在我要回來這裡！」就可以了嗎？我們很難隨心所欲地控制自己的想法，因此這個辦法或許行不通。那麼，還能怎麼辦呢？

## 正念冥想——啟動存在模式的訓練

覺察「此刻此地的當下」即是自覺。Headspace 的創始人安迪・帕帝康（Andy Puddicombe）在其著作《Headspace 冥想正念手冊》（*The Headspace Guide to Meditation and Mindfulness*）中，對於自覺的定義如下：「自覺是靜下心來，運用好奇心觀察生活中發生的事，也就是自己如何行動、如何說話和思考。」以下的問題可以幫助我們覺察：「在此刻此地，我的身體感覺到什麼？我的心情如何？」專注地詢問這些問題，並試著用全身感受，我們就能聚焦在「此刻此地」。這就是「覺察」（Awareness）和「自覺」（Self-awareness）的方法。

我們只要專注，就能覺察當下的一切感覺、念頭和外在環境等。「正念」（Mindfulness）就是每時每刻都專注並覺察的狀態。如果我們進行正念冥想，就能培養運用存在模式生活的習慣。透過冥想，我們可以培養覺察「現在這一瞬間」的能力。只有專注當下，我們才能改變心靈的運作模式，而唯有注意到自己的生活陷入了行為模式之中，我們才有機會按下切換成存在模式的按鈕。

**正念冥想→培養「存在模式」、「自覺」、「覺察」**

唯有按下切換成存在模式的按鈕，我們才能擺脫目標導向的生活，並且不再為了追求未來的目標而犧牲現在。「現在的不幸是為了未來的幸福」——這種想法不僅很危險，也會讓我們在達成目標之前就疲憊不堪。想想看，如果你為了快速到達終點，而以跑百米的速度跑全程馬拉松會怎麼樣呢？還是按照自己的節奏，伴隨在成就感、幸福感之中前進呢？現在就讓我們一起擺脫遙望目標的生活，切實地感受並活在當下吧！

# 03 什麼是冥想？

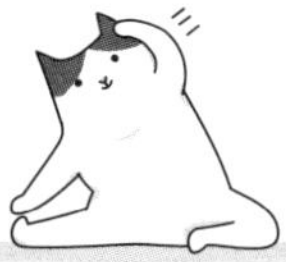

說到冥想，你的腦中浮現的是在山中打坐的畫面，還是閉著眼睛坐著放空的模樣呢？正如前述，為了將習慣於行為模式的心靈運作方式轉換成存在模式，我們需要專注在當下。本章我們將探討冥想的定義、歷史和類型等，並介紹心理學、醫學、科學與冥想的結合。現在就讓我們一起來了解讓現代西方社會深深著迷的冥想吧！

## 冥想的意義

「冥想是消除想法的行為」——這是許多人對冥想常見的誤解。事實上，冥想無法消除想法。冥想的定義其實非常簡單，就是一種精神訓練，讓我們能覺察正在發生的一切。冥想在巴利語（Pali）中的意思是「耕作」，如果從這個角度來解釋，冥想相當於是耕耘心靈的精神訓練。對我來說，冥想是打造自我心靈花園的訓練。現在，請大家和我一起成為心靈花園的園丁吧！

## 冥想的目的

傳統上，大家是以宗教或靈性為目的進行冥想修行。也許正因為如此，許多人會認為冥想是宗教行為而帶有成見。但是，我想再次強調，冥想是耕耘自我心靈的精神訓練。因此，冥想的目的也可以是鍛鍊自己的心性。冥想並非像空中浮雲一樣虛無，也無須離開塵世才能實行。冥想可以運用在日常生活之中，幫助我們生活起來更舒適且自由。

生活在現代的我們習慣把視線向外看，關注最新趨勢或是他人的一舉一動，甚至會用地位、職稱或財產等外在條件來看待、衡量自己。然而，地位或職稱隨時都會改變，財產也一樣。我們真的可以用這些東西來定義自己嗎？冥想提供人們審視內心的機會，讓我們將視線轉向內在，觀察並理解真正的自己。

冥想讓我們成為自己的主人。一個人如果不懂得覺察，便很容易被他人和環境所左右。相反地，當學會覺察自己每一個瞬間的處境，就可以主動做出選擇。另外，冥想也讓我們在贊同別人的同時不會失去自我。「自我開發」的意思是喚醒自己潛在的智慧和才能（出處：Naver 韓國語辭典）。冥想讓我們得以和自己的內心對話，就像從井中打水一樣汲取潛藏在自己內在的智慧和價值。因此，冥想也可以說是以理解自我為基礎，真正的自我開發術。

## 冥想的歷史和類型

印度的古代經典《奧義書》（Upanisad）中提及「禪那」（dhyana）一詞，學者們據此推測冥想起源自西元前五千年前。禪那指的是靜下心來，即「禪定」的意思。此後，佛教、印度教、道教、基督教等多個宗教和文化中都出現冥想。因此冥想的類型不只有專注冥想、內觀冥想、關愛冥想、瑜伽冥想，也有多種與各文化傳統有關的冥想。大多數冥想法的共同點都是「專注」和「洞察」。

專注冥想也稱為「Samatha」，意思是止觀修行中的「止」，靜下心將焦點放在特定對象上的修行方法。如果我們持續把注意力放在特定對象之上，浮躁的心就會平靜下來。因此，進行專注冥想會讓我們的心會變穩定，達到「禪定」的狀態，同時感受到平和，不再因外在因素而動搖。透過專注冥想，我們的內心得以在短時間內得到寧靜和休息。所以初學者多半會從專注冥想開始練習。

「內觀」修行是在安靜且保持清醒的狀態下進行。內觀冥想稱作「Vipassana」，即止觀修行中的「觀」。「觀」為仔細、客觀地觀看之意。修行者站在旁觀者的立場，覺察當下的風吹草動。進行內觀冥想能提升人的洞察和領悟能力，讓我們擁有客觀看待事實的能力，並運用洞察力獲得領悟。因此，內觀冥想也被稱為智慧修行。在以專注冥想讓心平靜下來之後，接著就可以進行內觀冥想，獲得領悟和智慧。

冥想還可以分為靜態和動態。靜態冥想是沒有動作的冥想，根據身體姿勢分為坐式、立式和臥式冥想。一般人可能會以為冥想都是坐著進行，但是我們可以採取任何姿勢進行冥想，甚至可以移動。

動態冥想如走路冥想、舞蹈冥想等都十分具有代表性，在日常生活中可以用各種不同的動作進行冥想。首先，我們可以先從常見的姿勢，如坐式、立式、臥式或走路等熟悉冥想，讓冥想融入生活的所有領域。

## 什麼是「正念」？

在本書中，我們主要進行的是正念（Mindfulness）冥想。過去冥想主要在東方文化圈盛行，西方普遍認為冥想是神祕主義或是逃避現實。正念源自早期佛教的傳統，其基礎是緬甸、斯里蘭卡等地流傳下來的「內觀冥想」。但是傳入西方後，宗教的部分被排除，成為實用的冥想法。正念的本質是專注（Attention）和覺察（Awareness），此觀點普遍受世人接受。正念在與醫學、科學、腦科學和心理學等學術領域結合後，逐漸在西方普及。

結合醫學的冥想研究始於一九六八年的亞伯特・班度拉（Albert Bandura）博士。他在研究中發現，進行冥想後交感神經的活性會降低，即壓力得以獲得緩解。一九七〇年代主要的研究是以超覺靜坐（Transcendental meditation）為基礎的專注冥想，之後則漸漸轉移至內觀冥想的研究。一九七九年喬・卡巴金（Jon Kabat-Zinn）博士開始使用正念減壓法「MBSR」（Mindfulness-Based Stress Reduction）。之後出現結合醫學、科學和心理學的正念認知治療法（MBCT、MSC、ACT等）。此後，正念在西方社會得到了普遍的認可。

話說回來，究竟什麼是正念呢？卡巴金博士在他的著作《正念減壓初學者手冊》（Mindfulness for Beginners）中如此解釋：「在現在這個瞬間不試圖做任何判斷，如同關乎性命一般專注於當下，此時產生的力量就是覺察。」這句話解釋了正念的核心就是如實覺察每個瞬間的狀態。透過正念可以啟發我們的專注力和辨識力，並培養我們客觀了解實際情況的智慧。正念不只是冥想，透過冥想練習可以啟發正念，讓我們進行正念時更加順暢。

## 冥想筆記

目前為止，我對冥想做了非常簡略的介紹。冥想是很久以前就存在的心靈修煉技術，依據文化的不同分成很多類型。在現代社會，冥想修行對我們有很大的幫助。冥想能將我們原本集中在外在的視線轉向內心，提供我們了解自己的機會，並幫助我們成為生活的主人。在現代西方社會，正念冥想已經成為潮流。重視實用性的西方社會為什麼會如此熱衷於正念冥想呢？接下來我將介紹正念能帶來哪些效果。

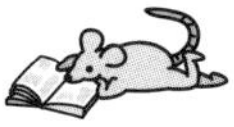

# 04 西方人爲什麼熱衷於冥想？

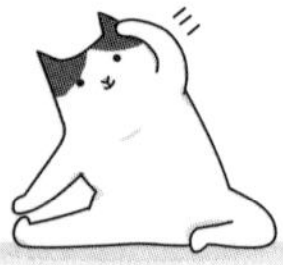

正念在美國等西方社會已經是一種主流，過去將冥想視為神秘主義的西方國家，為何會開始重視冥想呢？理由正如前述，冥想在結合醫學、腦科學和心理學之後成為了實用的療法。這令我很好奇冥想實際上該如何運用，以及正念大受歡迎的原因究竟為何？另外，正念冥想到底能帶來哪些效果？

## 正念冥想成為潮流

曾經把冥想視為迷信的微軟創辦人比爾・蓋茲，幾年前開始沉迷於冥想。哈拉瑞（Yuval Noah Harari）的《21世紀的21堂課》（*21 Lessons For The 21st Century*）是他迷上冥想的契機。哈拉瑞在書中建議常常因為各種事情而感到焦慮的現代人進行冥想。為了明白我們究竟在擔憂什麼，我們需要冥想。許多名人早已開始實踐冥想。投資奇才華倫・巴菲特、臉書創版人馬克・祖克柏等都是冥想愛好者，應該說，現在的成功人士、美國CEO們的共同習慣之一，就是冥想。

谷歌、臉書、P&G、高盛等知名企業也引進了正念。透過冥想，員工們的壓力都減少了，專注力、創造力、團隊精神和幸福感則增加了，也為公司帶來正面的影響，對員工和公司來說都是雙贏。因此，財富雜誌評選的五百大企業都在使用正念。另外，冥想也有助於引導出決策能力、業務能力以及溝通能力等領導團隊所需的特質，所以包含哈佛商學院在內的商業和領導能力相關領域也積極導入冥想。除此之外，冥想在軍隊、學校和體育界等多個領域也展現了顯著的成果。

冥想的活躍程度和成果被媒體大幅報導。二〇〇三年八月三日，時代雜誌（*Time*）刊登了標題為〈冥想科學〉（*The Science of Meditation*）的文章。內容是美國名人和知名企業等多個領域都在進行冥想，冥想甚至被用於醫學治療。二〇一三年十一月二日，紐約時報表示大企業引進冥想後，幫助更多上班族們學會審視自己，並做出合適的決定和行動。另外，哈芬登郵報（The Huffington Post）在二〇一四年也將正念冥想列為引領世界的十大趨勢之一。正念冥想為什麼如此受歡迎？因為，正念冥想帶來的好處擁有科學背書。

## 好處1：改變大腦

在相關的學術研究公開以前，人們認為大腦在幼年期發展成熟之後就無法改變，但是一連串的研究證明，透過外在刺激或新的學習經驗，大腦的神經迴路以及神經元的構造與功能都會發生變化，這種現象被稱為神經可塑性（Neuroplasticity）。隨著科技的發展，我們可以透過核磁共振造影（ＭＲＩ）、功能性磁振造影（ｆＭＲＩ）、腦波檢查（ＥＥＧ）等醫療設備觀察冥想前後的大腦變化。研究結果顯示，大腦的構造和功能會因為正念冥想而改變。這代表科學研究也證明了持續冥想是能夠簡單改變大腦的一種途徑。

冥想如何讓大腦產生變化？二〇一四年英屬哥倫比亞大學（University of British Columbia）和德國開姆尼茨工業大學（Chemnitz University of Technology）的研究小組分析並發表了「正念冥想改變大腦」的二十多個研究結果，並且總共在八個領域發現了變化。其中，克莉絲緹娜・康格爾東（Christina Congleton）、布列卡・威爾（Britta K. Hölzel）和莎拉・拉扎爾（Sara W. Lazar）博士認為前扣帶迴皮質（ＡＣＣ）和海馬迴在現代商業環境中是相對重要的大腦部位。在瞬息萬變且充滿不確定性的商業環境中，前扣帶迴皮質和海馬迴能提供我們什麼幫助呢？

前扣帶迴皮質有助於自我調節並做出最佳決策。進行正念冥想後，我們的前扣帶迴皮質會變活躍，這可以幫助我們不受外在刺激的影響，集中精神做出適當的決策。再來是海馬迴它有助於形成記憶、提升學習能力和調節情緒，但是當人類受到巨大壓力時，海馬迴會萎縮變小。二〇一一年，莎拉・拉扎爾博士的研究結果顯示，參加八周正念冥想的受試者，海馬迴灰質的密度顯著增加。相反的，引起壓力反應的杏仁核灰質密度則減少了。因此，如果我們進行正念冥想，就能更順利應對壓力，消除內心疲憊，並且迅速調整情緒。

除此之外，正念還能協助我們集中注意力，讓執行邏輯決策的前額葉順利運作。正念也對能認知身體感覺並產生同理的腦島有所助益。換句話說，正念冥想能幫助我們改變掌管人生重要面向的大腦部位，包括調節情緒、提升注意力、自我認識和控制、學習和記憶、同理和幸福感等。威斯康辛大學麥迪遜分校（University of Wisconsin–Madison）的理查德・戴維森（Richard J. Davidson）博士的研究結果指出，長時間冥想的受試者左側前額葉相對活躍。人類的左側前額葉比右側前額葉活躍時，就能感到幸福。一言以蔽之，就是越常進行冥想就會越幸福。

## 好處2：有益心理健康

正念冥想對心理健康也起了重要的作用。首先，正念冥想有助於減輕壓力。如果不懂得調適壓力，會有罹患憂鬱症的風險。世界衛生組織預測二〇三〇年憂鬱症將會成為帶給人類最大負擔的疾病。以下介紹二〇〇九年哈佛大學克里斯多弗・葛摩（Christopher K. Germer）教授的演講內容。在美國，有四一％的心理治療師運用正念冥想治療患者。此外，學界每年發表的正念相關論文多達一千二百篇。由此可見，在美國心理學界，正念冥想成了主流。以正念認知療法（ＭＢＣＴ）為例，臨床結果證實此方法可以減少憂鬱症的復發。因此，ＭＢＣＴ成為英國國家健康與照顧卓越研究院推薦的有效憂鬱症治療法。上述例子顯示，西方社會正積極將正念運用至心理治療中。

## 好處3：有益身體健康

正念冥想對身體健康也有好處。在病毒肆虐全球的時代，正念冥想最值得關注的一點是能夠增強免疫力。實踐正念可以增加自然殺手細胞的活性，從而提升免疫力。在為受試者注射流感病毒，並分析其血液的研究中，學者們發現進行冥想的受試者血液中有更多的抗體。另外，威斯康辛大學麥迪遜分校的理查德．戴維森教授所做的研究表明，正念冥想能讓導致慢性發炎的 RIPK2 活性下降。RIPK2 活性若下降，壓力荷爾蒙皮質醇數值也會迅速恢復正常。

同時，也有研究結果表明，腰痛者在進行正念冥想後，疼痛減少了約五〇%。此研究再次證明正念冥想有助於緩解慢性疼痛。另外，正念還能有效防止老化。心理學家艾麗莎．艾珀（Elissa Epel）和伊莉莎白．布雷克本（Elizabeth Blackburn）指出經歷慢性壓力的人端粒（染色體末端，隨著年齡增加而變短）很快就會變短，他們還發現如何接受並覺察壓力將會決定端粒的長度。從這個研究我們可以得知正念冥想能減少壓力，因此有助於延緩老化。

以下用幾個報導介紹正念的優點。

二〇一三年九月十一日「Psychology Today」網站上的文章「從今天開始實踐正念的二十個理由[1]」提到正念的各種好處。這篇報導是由史丹佛大學（Stanford University）的愛瑪．塞帕拉（Emma Seppälä）博士所撰寫，她以十年以上的研究和論文為基礎完成這篇文章。我們可以從中看到各種正念的優點。

多領域的研究證明了正念的各種效果。冥想在西方社會特別受到商務和心理學領域的關注，並積極加以運用。目前韓國也越來越多人對冥想感興趣。對上班族來說，為了因應日新月異的環境造成的巨大壓力，正念冥想必不可少。本章提到的正念好處中，哪一點最吸引你呢？就用它來激勵自己實踐冥想吧！

1　20 Scientific Reasons to Start Meditating Today." Psychologytoday, last modified Sep 11, 2013, accessed Dec 8, 2020, https://www.psychologytoday.com/intl/blog/feeling-it/201309/20-scientific-reasons-start-meditating-today

## 從今天開始實踐正念的20個理由

### 增進健康

1. 增強免疫力
2. 緩解疼痛
3. 減少細胞發炎

### 增加幸福感

4. 增加正向情緒
5. 緩解憂鬱症
6. 減少焦慮
7. 減緩壓力

### 提升社交能力

8. 增進團隊精神
9. 讓人更有同理心並且更願意幫助他人
10. 減少孤獨感

### 強化自我控制能力（Self-control）

11. 提升情緒調節能力
12. 提高自省能力

### 改變大腦構造和功能

13. 大腦灰質增加
14. 讓掌管調節情緒、增加積極情緒和自我控制能力的大腦部位更發達
15. 使負責專注力的大腦皮質變厚

### 提高生產效率

16. 提升專注力
17. 減輕多工作業的壓力
18. 改善記憶力
19. 提升創造力，使人不受框架限制

### 增進智慧

20. 使人擁有更寬廣的視野

# 05 準備開始冥想：心態和姿勢

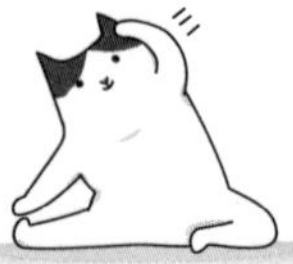

如同開始嘗試新事物前需要事前準備，冥想也是一樣。幸好實踐冥想不需要準備任何物品，唯一需要的就是把自己的身心照顧好，所以只要下定決心，隨時都能開始。

從本章開始，我將一一說明該如何正式進行冥想。就算不知道冥想的歷史和好處也沒關係，現在就想開始冥想的人，可以直接從這一章看起。我會建議初學者不要跳過這一章，一定要仔細閱讀。那麼從現在開始，我們一起來了解進行冥想所需的心態和姿勢吧！

## 準備1：調整心態

我最常聽到初學者提問「冥想時該怎麼坐？」或是「該用鼻子還是嘴巴呼吸？」然而，開始冥想前最重要的是調整心態。請重新回想一下冥想的定義，因為定義中有關於心態的提示。首先我們要做的是暫時放下一切，有意識地把身心和注意力放在「現在這一瞬間」。剛開始時，你可能會發現腦海中不斷浮現雜念，一直無法專心。此時，請再度有意識地專注在呼吸和身體的感覺上。

## 不帶評判

進行冥想時，最重要的是不要評判冥想過程中浮現的任何念頭或感受。當大腦浮現某些想法或是身體有什麼感受時，人們往往會在瞬間產生「好與壞」、「對或錯」等判斷，同時本能地想要抓住正面感受和消除負面感受。我們不該忽略感受到的情緒，也不應用既定印象來評判情緒。一旦開始評判，就如同戴上有色眼鏡看待事情。在冥想過程中，請不要加上這個濾鏡，應該客觀看待一切。「今天的冥想很成功」或「今日的冥想失敗了」，這些想法也都來自於內心的評判。冥想應時時刻刻都抱持不加以評判的態度，這點非常重要。

## 保持輕鬆的心情

請放下想要順利進入冥想狀態的想法，進行冥想並不是為了達到某個目標或狀態，而是要把行為模式切換為存在模式。如果在進行冥想時也抱著要實現理想的欲望，那麼就會再度陷入行為模式之中。請放下想要努力達成目標的想法，一旦不斷想著要順利進入冥想狀態，反而會在冥想時太過緊張。相反地，如果過度放鬆，睡意則可能會襲來。所以請抱著「只是嘗試」的輕鬆心情，從容地實踐冥想。

## 放下期待

放下對冥想的期待吧！「前面提到這麼多冥想的好處，現在卻讓我們不要抱持期待？」我想對感到狐疑的你說：「冥想前可以抱有期待，但是在冥想時則不該有期待[2]。」放下期待的意思是請大家在冥想過程中放下對結果的期待，如果在冥想時不專注當下，而是聚焦在特定的目標上，那就會再度進入行為模式中。只要你放下期待，繼續冥想，好處自然會隨之而來。如果你希望感受到冥想的好處，就請在冥想時好好專注，並放下期待。為了幫助大家理解，我來說說我的經驗吧！

在感到職業倦怠或覺得全身疼痛時，我就會進行冥想。疼痛太嚴重時，我往往會變得很焦慮，所以每天晚上都睡不著覺。剛開始冥想時，我常常期待冥想後疼痛會消失，這樣我就能入睡，但是越是這樣想，就越難消除疼痛和失眠。於是我放下對冥想的期待，接受疼痛是自己的一部分，並且專注地持續冥想。這麼做之後，我在冥想時心情變輕鬆了，有時冥想後甚至能毫無焦慮地順利入睡。不知從何時起，我成了一躺下就睡得很香甜的人。

## 保持初衷與開放心態

每次冥想時，都應該以初次面對冥想的心態來進行。許多人會認為做過一次冥想，就算是熟悉流程了。然而，其實每一次的冥想都是不一樣的經歷（天底下不會有完全相同的經歷，沒錯吧？）所以我建議大家時刻保持初衷，有了初心後，心態就會更開放，也能讓冥想的每個瞬間都成為新的體驗。如果用老練的態度進行冥想，很容易被困在成見中，唯有敞開心扉，冥想才能產生最大的效果。

## 抱持孩子般的好奇心

只要保持初心，就能帶著好奇心看待冥想。好奇心是兒童的特徵，對他們來說，看到和聽到的一切都很新鮮，因此孩子們往往喜歡聞味道、摸東西，或是細心觀察一切。正念冥想是讓我們恢復兒時好奇心的精神訓練。冥想的經歷並不重要，不論你是長期實踐冥想的人還是剛開始冥想，最重要的是能否維持初衷。讓我們帶著初心，以開放的心態，像孩子一樣懷著好奇心面對冥想吧！冥想絕對不嚴肅也不無聊，請帶著「好，雖然不知道會怎麼樣，但是就先試試看吧！」的態度，來體驗冥想吧！

## 帶著溫暖、愛與寬容的心

簡單整理一下上述的重點——「抱持初衷與開放心態，帶著好奇心觀察，在不做評判的狀態下觀察並接受當下的一切」。看完後你感覺如何？有溫暖的感覺嗎？還是覺得冷冰冰的呢？練習覺察不是為了成為冷靜的分析師，ＡＩ比人類更擅長分析工作。冥想提供我們看見真正的自己，以及與自己相處的機會，你想用什麼態度面對自己？如果你嚴以律己、寬以待人，那麼請在冥想時試著寬容地對待自己吧！寬容中包含著溫暖的關懷和愛，因此，正念也被稱為「深情關注」（Affectionate attention）。

2 《搜尋你內心的關鍵字》（Search Inside Yourself）

## 持之以恆——讓心靈花園開花吧！

最後我想強調，冥想需要持之以恆。當然，從前述的研究結果來看，實踐冥想八週就能看到明顯的成效，但是只要持續下去，冥想的好處就能擴展到生活的所有面向。冥想可能不會讓我們很快就得到翻天覆地的感悟，但是我可以確定的是，只要堅持下去，一定能夠有所成長。我們的指甲不會因為只吃了一次有益健康的食物就瞬間變長，但是只要持續吃有營養的東西、睡好覺，指甲就會長得健康又漂亮。冥想也是如此。

冥想是需要持續耕耘的精神訓練。讓我們像培育心靈花園植物的園丁一樣，開始用冥想耕耘內心吧！然而，如果希望花園一直充滿生機，就必須持續照顧。如果葉子枯萎了，就觀察一下根莖的狀況；勤於除草、觀察土壤，同時有規律地澆水（當然也需要灌注溫暖與愛）如果昨天很忙疏於照顧，今天又因為嫌麻煩而不持續耕耘的話會怎麼樣呢？沒有人能代替我們進行冥想。本書講述的是透過冥想親自打造心靈花園的旅程，讓我們一起堅持不懈地修整心靈花園，讓自己的內心開滿花吧！

## 準備2：良好的身體狀態和舒適的服裝

接下來該準備什麼呢？冥想要在身體舒適的狀態下進行，針對這點有兩個須注意的原則，第一是最好避免飯後冥想，也就是說空腹時冥想比較好。身體在飯後會忙於消化，所以即使冥想也很難感覺到安定。而且在飯後冥想可能會懶洋洋的，容易打瞌睡。消化通常需要兩到三個小時，所以進食後最好至少過三小時再進行冥想。

我也不鼓勵大家在非常疲憊的狀態下冥想。在疲勞時冥想通常都會睡著，重複幾次後，身體可能會養成在冥想時睡覺的錯誤習慣，或者不斷因為睡著而自責。因此，最好在清醒的狀態下進行冥想。如果你是為了休息而冥想，請注意不要在冥想過程中睡著。最好的方法就是平時好好睡覺，維持規律的生活習慣。

進行冥想不需要穿著特別的服裝。經常有人在看到冥想的照片或影片後，認為應該穿特定的專業服裝或充滿異國風情的衣服。我再次強調，我們應該在身體舒適的狀態下進行冥想，所以只要穿著方便坐下且適合做腹式呼吸的舒適衣物就可以了。

## 準備3：熟悉冥想的姿勢

正式的冥想類型有立式、坐式、臥式和走路冥想，想用什麼姿勢冥想都可以。先從最普遍的坐式冥想開始吧！坐式冥想可以坐在椅子上，也可以坐在地上進行。靜坐不是唯一的坐式冥想姿勢，只要是能讓我們保持穩定、舒適且清醒的姿勢就是好姿勢。

- **坐在椅子上：**如果你必須長時間待在辦公室，或是不方便坐在地上，可以先熟悉坐在椅子上的冥想姿勢，一旦習慣這個姿勢，在工作時也能進行冥想。

1. 坐在椅子上，雙腳張開與肩膀同寬，呈「11」字型。感受一下兩腳掌完全接觸地面的感覺。
2. 不要靠在椅背上，請坐在椅面3／4處。
3. 保持脊椎挺直。（請注意不要讓腰過度前傾）

4. 觀察身體兩側是否保持水平。
5. 輕輕抬起頭，想像有一條繩子輕拉著自己的頭頂。脖子與脊椎呈一直線，下巴向內微收。

- **坐在地上：**坐在地上的姿勢有雙盤、單盤、散盤等各式各樣的姿勢。本書介紹的是初學者也能輕易做到的散盤式坐姿。

1. 舒服地坐在坐墊或毛毯上。
2. 一腳在前、一腳在後（兩腳不重疊）。
3. 如果雙膝碰不到地面，請將坐墊或靠墊放在臀部下面。屁股的位置最好高於膝蓋，這樣雙膝就能碰到地面，讓姿勢更穩定。如果這麼做之後膝蓋仍無法觸碰到地面，也可以在膝蓋下墊上坐墊或毯子。
4. 如同坐在椅子上，脊椎和脖子都要伸直。
5. 觀察身體兩側是否保持水平。
6. 輕輕抬起頭，想像有一條看不見的繩子輕拉著自己的頭頂。脖子與脊椎呈一直線，下巴向內微收。

- **眼睛、雙手和嘴巴**

眼睛：閉上眼睛或半開，如果選擇完全閉上也不要緊閉，輕輕閉上即可。一旦感覺快要睡著了，請稍微睜開（半開），將視線朝下。目光不要集中在特定物品上，否則注意力很容易會被其拉走。如果閉上眼睛冥想常常會覺得睏，稍微睜開眼睛會是更合適的方法。

**嘴巴：**許多人平時往往會不自覺地咬緊牙關或鎖緊下巴。冥想時，請放鬆嘴巴。輕閉雙唇，不抿嘴，舌尖輕觸上顎。

**雙手：**若以上述的坐姿進行冥想，雙手請舒服地放在大腿上即可。如果希望有安全感，請手掌朝下；若想感受外在能量，請手掌朝上。我會建議長時間使用電腦的上班族將手掌朝上，這樣就能自然地舒展內縮的肩膀和胸部。

- **冥想前的熱身：**冥想前請做一下簡單的熱身。伸懶腰或轉動脖子等伸展運動有助於放鬆身體。在以冥想的姿勢坐下時，請先觀察身體是否緊繃，並且在吸氣時雙肩聳立，吐氣時雙肩向後轉動。重複幾次這個動作讓身體放鬆。

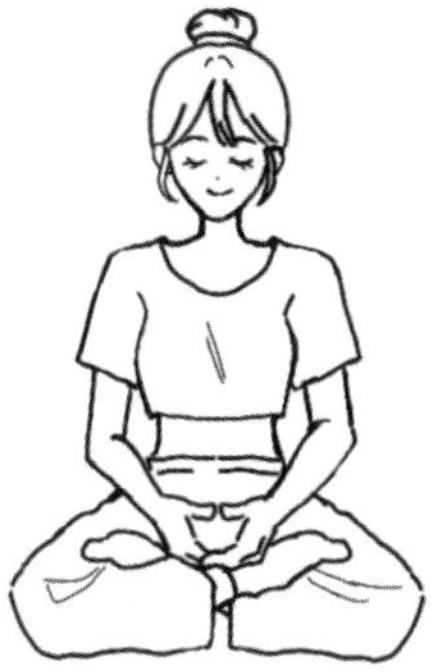
雙盤

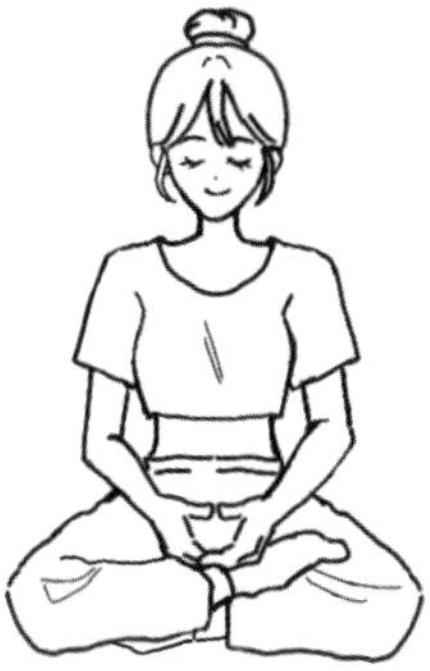
單盤

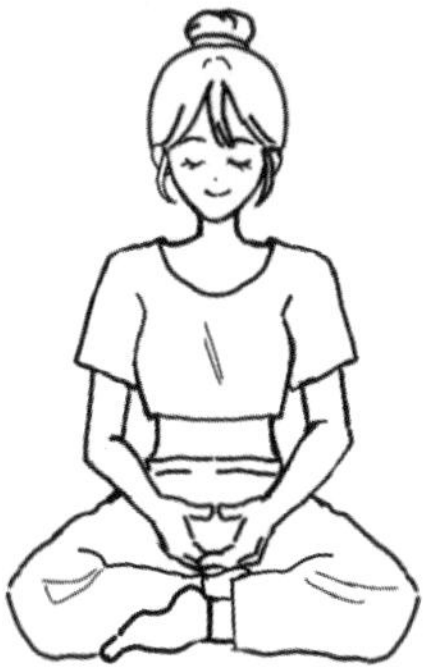
散盤

## 冥想筆記

目前為止，我介紹了開始冥想前的心態調適、身體狀態和冥想姿勢。請盡量多嘗試，看看手要怎麼放，是否需要墊子等，找到適合自己的方法。同時，請不要因為太過執著姿勢是否完美，反而將冥想拋諸腦後了。找到合適的冥想姿勢後，請抱著開放的心態，放下評判和期待，像初次接觸般，帶著好奇心，以及寬容、溫暖的態度開始冥想吧！

# 06 制定冥想計畫

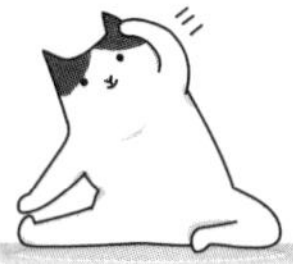

每天僅靠幾分鐘冥想就能享受多種好處，相當吸引人，但是，光知道冥想對人有益，卻不加以實踐，冥想對你就不會有直接幫助。因此，本篇我們要探討為什麼冥想必須持之以恆。明白個中原因後，你會更容易下定決心。為了順利進行冥想，在本篇的最後，我會帶各位一起制定培養冥想習慣的計劃。

## 冥想＝鍛鍊心靈肌肉的重量訓練！

冥想不實踐就沒有用。威廉・哈特（William Hart）在《內觀：葛印卡的解脫之道》（The Art of Living: Vipassana Meditation）中這樣說道：「如果讓患者理解處方藥的作用能促使他們按時吃藥的話，就應該讓患者了解。然而，如果患者知道後還是不按時吃藥，病也無法痊癒。」我之所以先介紹冥想的效果，就是希望各位能夠實踐並享受冥想帶來的好處。人們經常用重訓來比擬冥想。運動能讓身體更健康，冥想也一樣對健康有益。然而，光是看著重訓指南練不出肌肉，必須親身鍛鍊並且堅持不懈。冥想則是鍛鍊內心肌肉的精神訓練，反覆練習就能讓內心產生肌肉，肌力也會逐漸提升。為了增進健康，除了保持運動習慣，也要持之以恆地冥想。

為什麼冥想必須持續練習？加利福尼亞大學洛杉磯分校（UCLA）精神醫學教授丹尼爾・席格（Daniel J. Siegel）專攻正念和大腦的研究，他在著作《覺察》（Aware）中提到：「反覆實踐能改變神經迴路的結構。」如果我們重複進行冥想，大腦的神經迴路就會發生變化，冥想效果也會自動顯現。一旦我們持之以恆地重訓，不僅能明顯看到成效，也會讓人更想運動。親身體驗運動帶來的好處，賦予我們再次實踐的動力。冥想也一樣，一旦藉由冥想感受到內心的平靜，就會有動力繼續下去。一起堅持冥想，讓冥想變成習慣，就像刷牙和吃飯一樣！

## 確立冥想的動機

聖賢們說：「所有行為背後都有其根本動機。」建立冥想的動機能幫助我們持續冥想。首先必須思考自己為何要培養冥想的習慣。你堅持冥想的理由是什麼呢？想不出來的話，可以參考前面提到冥想帶來的好處，試著寫下自己的期許，像是讓內心變平靜、減少壓力等，有很多動機也無妨。在開始冥想之前，或是不做冥想的日子，請試著想想自己冥想的目的，肯定會有幫助！

## 把冥想放在第一順位

想要養成冥想的習慣，在此之前最好先把冥想放在待辦事項的第一順位。冥想只需要幾分鐘的時間，然而，我們卻可能因為工作或進修等，很難抽出空檔進行冥想。因此，我想談談應該把冥想放在優先順位的理由。

- **冥想讓工作更有效率**。冥想有助於大腦整理思緒、提升專注力，這與打掃堆滿東西的房間、丟掉不需要的物品，讓空間恢復整齊是同樣的道理。只要幾分鐘的冥想，就能為我們創造出更多時間。也就是說，越忙越要冥想。甘地曾說：「今天要做的事很多，所以平時只做一小時的冥想，今天延長到兩小時吧！」
- **冥想是專屬自己的時光**。現代人的生活中鮮少有機會擁有完全屬於自己的時間，我們必須扮演好上班族、家人、朋友等社會角色，這讓我們的時間永遠不夠用。有時人們還甘願成為演算法的奴隸，把屬於自己的時間浪費在社群媒體上。冥想能讓我們在生活中短暫地與自己相處。
- **冥想不緊急，但是很重要**。美國第三十四屆總統艾森豪在演講中表示：「重要的事多半不急，緊急的事則大多不重要。」時間管理的核心是不拖延並專注在非緊急但重要的事情。我們在生活中很容易被代辦瑣事牽著鼻子走，因而推遲重要的事。我自己往往也沒有把「身心健康」放在人生的優先順位。然而，人必須要身心健康才能繼續工作，不是嗎？對大家來說，不急但重要的事是什麼呢？如果你也認為身心健康很重要的話，請務必騰出冥想的時間。

## 制定冥想計劃

如果你已經確立了冥想的目的，並且下定決心把冥想放在第一順位，那麼請開始制定計劃。剛開始最好以呼吸冥想等簡單的方式練習，讓冥想逐漸融入日常生活。

- **該在什麼時間進行冥想？**在自己覺得最舒適的時間進行即可。如果已經吃飽飯，請在飯後三小時再進行。晚上冥想太累了，可能會睡著，所以最好早上做。每個人覺得舒服的時間和排程都不一樣，所以請嘗試找出適合自己的時間。養成新習慣的訣竅之一，就是和舊習慣結合。例如，當你已經養成起床後喝水的好習慣，請在喝完水後接著冥想。
- **一天要做幾次、幾分鐘？**越多次越好！但是如果一開始太貪心，可能很快會感到疲憊。哪怕只是短暫的冥想，也請從專注呼吸開始。為了讓忙碌的上班族能夠在短時間內簡單進行冥想，我將會介紹五至十分鐘的冥想法，讓大家可以從五分鐘的冥想入門，熟悉之後，再試著慢慢加長為二十至三十分鐘。
- **該在哪裡進行冥想？**不受打擾、能夠獨處的空間都適合冥想。例如自己的房間、辦公室座位或是空著的會議室。剛開始都在同一個地方進行冥想有助於養成習慣。另外，選擇乾淨、清潔的場所會更好。

## 營造不受打擾的冥想環境

冥想時手機響起，可能會讓人嚇一跳，所以請在開始冥想前將手機設定成靜音或飛航模式。提示冥想結束的鬧鐘也請設定為平靜的鈴聲。如果在房間裡冥想，請提前告訴家人不要在你冥想時進入房間。不想冥想的日子，可以拿出寫有冥想目的的筆記，或者藉由思考冥想的好處來激勵自己。一旦你發現實踐冥想變成了無形的壓力，那麼請放輕鬆，將冥想當作給予自己養分的時間。今天有不得已的原因無法冥想，第二天再做就可以了。與其自責自己沒能做到，或從此放棄冥想，不如好好重新開始。請大家想想除了上述的障礙之外，自己身邊是否還有其他會妨礙冥想的事物，並針對這些絆腳石制定鼓勵自己冥想的方法。

冥想就像重訓一樣，只有堅持實踐才能體驗到成效。想要養成冥想的習慣，請從現在開始想想自己冥想的目的，並且從今天就開始制定實踐冥想的計劃吧！

## 冥想習慣養成計畫

- 我的冥想目的是什麼？

- 思考上述目的，制定具體計劃

①我要在什麼時間進行冥想？
②每次做幾分鐘？
③我要在哪裡進行冥想？
④哪些事物可能會打擾到我的冥想？
⑤我該如何應對冥想過程中的絆腳石？
⑥不冥想的日子，我會如何鼓勵自己？

# CHAPTER 2

# 正念和冥想的基本訓練

## 培養修整心靈花園的基礎體力

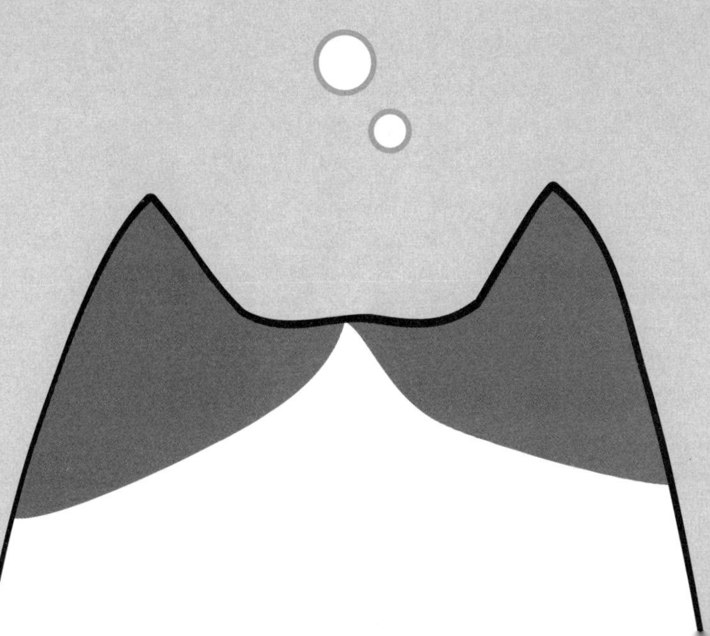

從現在起，讓我們一起打造自己的心靈花園吧！在這一章中，除了帶各位認識正念，也會進行冥想的基礎訓練，就像是建造心靈花園之前的基礎體能訓練。我會深入淺出地介紹呼吸冥想、身體掃描、梵咒冥想的重點、好處，以及這些冥想為何是最基礎且重要的冥想法。

很多人希望透過冥想了解自己，與自己相處。但是我們的注意力總是朝外，連靜靜坐著都覺得吃力。冥想的基本練習是訓練我們靜靜面對自己的第一步，也是第三、四章所有練習的基礎。只要持續進行冥想的基礎訓練，就能讓自己具備打造心靈花園的體力。在進行冥想基本訓練時，你可能會發現自己真的很久沒關注內心了，讓我們一起自我審視，並建造自己的心靈花園吧！

# 01 專注力和正念冥想的核心三要素

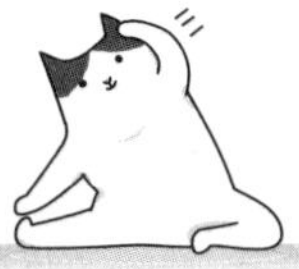

初次接觸冥想時，許多人會選擇呼吸冥想或身體掃描等基礎冥想法。為什麼要透過專注在呼吸或是身體的感覺來進行冥想呢？這是為了培養注意力。呼吸冥想能讓我們專注呼吸，身體掃描則使我們聚焦於身體的感覺。那麼，注意力又是什麼？注意力和專注力有什麼差別？另外，為何注意力和專注力很重要？再來，我會介紹正念的主要要素，在開始練習之前先為各位畫出藍圖。

## 何謂注意力？

首先，我們來探討何謂注意力（Attention）。例如在聽音樂時如果集中注意力，音樂聽起來會更動聽。而當聽音樂時有人來搭話，我們的注意力就會偏向對話。聊天時音樂變成了背景，使人容易忽略。人類是否能精確辨識事物，取決於我們投入多少注意力。我們往往把大部分的注意力放在外在刺激上。注意力會激起一個人的認知和欲望，對外在刺激投入的注意力，也會影響我們對其解讀。

冥想中的注意力稱為「純然注意」（Bare attention），與上述注意力不同，此注意力能幫助我們放下欲望和雜念。冥想可以同時訓練我們的注意力和純然注意。純然注意的意思是聚焦在注意力本身上，也是覺察注意力散失的能力。訓練純然注意能幫助我們持續集中注意力，進而強化我們的專注力。那麼，注意力和專注力的差異是什麼呢？「注意力」是選擇並聚焦事物的能力，「專注力」則是持續注意的能力。

另外，注意力除了聚焦注意力（Focused attention）之外，還有開放注意力（Open attention）。聚焦注意力如同前述，是將焦點放在我們要聚焦的對象上。只要我們在思緒飄到別的地方時，不斷練習將注意力拉回該對象上，就能強化我們的聚焦注意力。開放注意力則是對發生在我們身上的一切都投入注意力。冥想讓我們練習不做任何評判，以開放的心態覺察一切。而正念冥想可以同時訓練我們的聚焦注意力和開放注意力。

## 注意力訓練很重要、很重要、很重要！

注意力訓練為什麼很重要？現代心理學先驅威廉・詹姆士（William James）說：「覺察分散的注意力，並使之回歸的能力是判斷力、人格和意志力的根本。缺乏這種能力，我們無法成為自己的主人。而培養這種能力最好的方法是教育。[3]」這段話的意思就是注意力訓練能讓我們成為自己的主人。如果總是被各種外在刺激和雜念牽著鼻子走，我們還能算是自己的主人嗎？毫無意識地拿起手機時，我們就成了演算法的奴隸。正念可以培養我們持續找回注意力的能力。

不僅如此，聚焦注意力也是覺察的基礎，想要觀察並了解自己，首先要穩定自己的心，因為只有保持內心的平靜，才能進一步探索自我。聚焦注意力的訓練能讓人心變安定，幫助我們把焦點放在特定對象上，持續保持注意力，不受雜念或外在刺激影響。只要進行聚焦注意力的訓練，內心就會變穩定，使人得以探索自我。這樣的狀態還能提升我們的觀察力，對事物觀察入微且判斷精準。

我們也可以透過注意力訓練提升情緒智商（Emotional Intelligence）。情緒智商是客觀認識並管理自己情緒，同時有能力理解他人情緒並經營人際關係。情商有助於提升我們在商業領域中的領導和業務能力。如果你對認識自己和調節情緒感興趣的話，應關注情緒智商。情商的高低並非與生俱來，只要不斷訓練，就能持續提升。情商的開發也可以從正念冥想開始，透過訓練聚焦注意力，讓注意力穩定，心情也會變平靜，不容易被雜念和情緒所左右，進而能夠客觀地觀察自己。

3 William James, The Principles of Psychology, Vol.1 (Cambridge, MA: Harvard University Press,1890), 463.

## 正念訓練的核心三要素：聚焦注意力、開放的覺察、溫暖且良善的動機

正念冥想從訓練聚焦注意力開始，另一個核心要素則是開放注意力，兩者為互補作用。開放注意力指的是以開放的心態覺察，並且不帶評判地觀看一切事物。透過這項訓練，我們能夠從旁觀者的角度看著自己穩住重心坐下，或是起身離開等樣子。並且不受情緒左右，保持平常心。最後一個要素是「溫暖且良善的動機」。透過此訓練，我們可以培養以一顆良善的心看待自己、關照他人（神奇的是三個要素都與幸福相關）。

現在各位已經知道正念冥想能訓練注意力和覺察力，然而，正念不僅是為了養成注意力，最終目標是探索自己的內心，更進一步來說，是要覺察內在和外在世界。只有擁有穩定的注意力，才能看清自己的內心，所以首先必須訓練注意力。然而，每天只要進行五到十分鐘的冥想，就能讓正念融入生活，讓我們一起練習冥想，並且藉此訓練自己在生活中運用正念的能力吧！

正式的正念冥想是從訓練聚焦注意力開始。一行禪師在他的著作《正念的奇蹟》（*The Miracle of Mindfulness*）提到：「不要一開始就期待自己擁有覺察能力，前六個月請先培養專注力，並且努力體驗內心變寧靜的喜悅吧！」這句話表達了透過訓練注意力奠定正念基礎的重要性。訓練注意力需要能聚焦的對象，該對象可以是我們的呼吸或是身體的感覺，也可以是外在的聲音。

## 冥想筆記

在這一節，我介紹了正念基礎訓練的事前須知。請記住，冥想能幫助我們訓練「純然注意」，讓我們放下雜念和欲望。注意力訓練可以穩定心情，幫助我們探索自我。同時，訓練注意力也是開發情商的基礎，情商有助於我們提升商業領域中備受重視的領導能力。正念訓練的核心要素是集中注意力、開放的覺察，以及溫暖且良善的動機。下一節我們將正式進行基礎訓練，如果你也準備好了，請深呼吸，翻開下一頁吧！

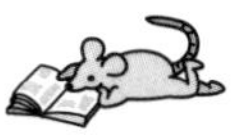

# 02 呼吸冥想：讓我們一起好好呼吸

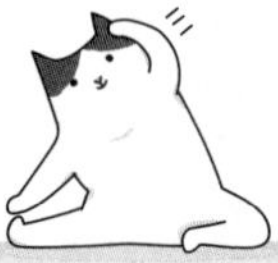

大部分的冥想都是從呼吸冥想開始訓練，因此我將呼吸冥想稱為「正念的核心運動」。核心運動是強化身體核心肌群的運動，對維持整個身體的平衡非常重要，是肌肉運動的基石，而呼吸冥想也是所有冥想訓練的基礎，是相當重要的基本功！在實際訓練前，我們先來探討一下呼吸是什麼？為什麼要專注在呼吸？接著介紹冥想時的主要呼吸法，依循此法一起練習。試一次也好，讓我們將注意力集中在呼吸上，好好地呼吸吧！

## 呼吸冥想有什麼效果？

我們二十四小時都在呼吸，因此呼吸冥想是非常簡單的訓練，只要專注在當下吸吐的每一口氣就可以了。呼吸冥想不僅簡單，也可能馬上見效。前面提過冥想的各種好處，其實光是將注意力放在呼吸上，就有助於整理思緒。持續專注於呼吸能提升集中力，進而增進學習和工作能力。只要將注意力集中到此刻的呼吸上，我們就不會受思緒左右而懊悔過去或擔憂未來。我們可以完整地活在當下。

當我們將注意力放在呼吸上，大腦就能擺脫大量消耗能量的視覺資訊，藉此得到休息。通常人在疲憊的時候會選擇休假或休息，然而即便身體在休息，卻常有大腦和心靈無法放鬆的情況。這時，我們可以暫時閉上眼睛，將注意力轉移到呼吸上。唯有大腦休息，才能感覺到疲勞徹底消失。持續專注呼吸，身心都會變得舒暢，達到這種狀態後，心情就會跟著穩定下來，讓人可以理性地審視自己的心情和想法，並且不受外在環境影響，維持平靜的心。

## 為什麼要專注在呼吸上？

有一個集中注意力的對象，冥想時會感覺更加平靜且專注。但是為什麼這個對象是「呼吸」呢？因為呼吸與欲望無關，是中立的行為，是一種自覺且自然的行為。現代人習慣以滿足欲望的行為模式生活，而專注呼吸能讓我們放下誘惑人心的欲望和習慣，平靜地觀察呼吸。

呼吸每時每刻都在發生，因此不論何時何地，只要下定決心，都能專注呼吸，在將注意力放到呼吸的瞬間，我們可以完全專注當下。現代人的思緒常常在過去和未來之間來回往返，所以比起直接體驗某些事，更多時候是在自己的想像中體驗，因此要好好把握當下並不容易。幸運的是，只要專注呼吸，就能讓我們停留在當下。不是想著上一秒或下一秒的呼吸，而是看著當下一瞬間的呼吸，即可完整地感受當下。「看著呼吸」意思是持續關注自己的身體，將一直放在外在的注意力轉向自己的身體和內在。

呼吸與身心相連。依據情緒的轉變，呼吸的狀態也會隨之改變，像是處在緊張狀態下，呼吸就會變得急促。忙碌的現代人往往沒有察覺到自己的情緒，但是透過專注呼吸，就能了解呼吸的狀態，藉此得知內心的變化。藉由呼吸的長度和深度發現內在的變化，然後採取必要的措施。呼吸的功能也如同深海的錨，錨能牢牢抓住重心，防止船被海浪捲走。呼吸也能讓到處流竄的注意力停止徬徨，重新回到安身之處。

## 用一瞬間的呼吸感受生命

呼吸，顧名思義就是吸氣和吐氣。呼指的是吐氣，吸則是吸氣。吐氣與副交感神經的功能有關，吸氣則與交感神經的作用有關。人類的呼吸自然發生，不需要靠意志調節。雖然這點看似沒什麼大不了，但是如果假設我們是機器人，呼吸就像電源一樣，「停止呼吸」也就意味著死亡。我們能透過呼吸大量排除體內的代謝廢物、供應氧氣並生成能量，從這方面來看，呼吸可以說是具有二十四小時自動運轉的充電功能。

事實上，在親身經歷之前，我並未感受到呼吸的珍貴。身為斜槓族，我因為不分晝夜地工作，常常量倒住院，某天躺在病床上，我虛弱地看著天花板，突然有了這樣的想法：「即使克服全身撕裂的疼痛，頑強地重新站起來，我的生活也不會改變吧？因為我一直都是這樣。而且一定要重新站起來嗎？我不想再站起來了。即使像不倒翁一樣站起來，不斷往無底洞倒水的徒勞人生也不會結束……」這是我一生中生存意志最薄弱的時刻。

然而，因為身體不能隨心所欲地移動，連尋死也很困難。當時自殺的方法只有一個，就是讓自己停止呼吸，我下定決心要擺脫這一切的痛苦，並開始憋氣。我嘗試了幾次，但是總在喘不過氣之前，求生的本能就不由自主地湧現出來。似乎是呼吸拯救了決心要死的我。那個夜晚，我最終沒有停止呼吸，但是這件事給了我兩個領悟——第一，我並不是真心想死，只是繼續這樣活著很可怕，我懇切地希望自己能過上更好的生活。另一個是，憋著氣後本能地咳嗽並伴隨著喘氣時，我才真切地感受到呼吸關係著我的生命。

引導呼吸冥想的其中一個方式為「如同攸關存活般地呼吸」，雖然我聽過無數次，但是直到那一刻才領悟。確實，呼吸關乎生命。人類可以幾天不進食，但是只要幾分鐘不呼吸，就會有生命危險。希望大家不要像我一樣承受憋氣的危險，也能感受到呼吸的珍貴。當你對現在的生活感到厭惡和徬徨時，請想想看：「如果現在無法再呼吸會如何？」也許你就會珍惜還可以呼吸的瞬間。讓我們一起從此刻的呼吸中感受生命吧！

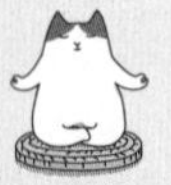

### 觀察自己平時的呼吸練習

1 停下腳步，審視自己的呼吸。
2 不用刻意調整呼吸，請自然地感受吸氣和吐氣的長度。
3 用鬧鐘設定一分鐘，從吸氣到吐氣算一次，觀察一分鐘內呼吸了多少次，接著請感受呼吸發生在身體的哪一個部位。
4 一隻手放在胸前，一隻手放在肚子上，呼吸時感受手的移動。
5 如果感覺胸前的手起伏更大，那就是胸式呼吸。
6 若覺得肚子上的手起伏較大，則是腹式呼吸。
7 你平時都怎麼呼吸呢？觀察自己一分鐘內呼吸幾次？使用哪個部位呼吸？

## 何謂腹式呼吸？

首先，我們來觀察一下自己平時是如何呼吸的。根據《東醫寶鑑》，古人的呼吸比現代人更長且更深層。現代人每天需要呼吸約兩萬次，相當於平均每分鐘呼吸十二到十五次。以同樣的計算方式為基準，古人在穩定狀態下每分鐘呼吸十到十二次。之前我已經提過呼吸可以顯示我們內心的狀態。草食動物因為時時擔心自己不知何時會被吃掉，所以呼吸往往很淺，牠們感覺到危險時，呼吸會更快速。大部分現代人的呼吸就像草食動物一樣，因為我們常常對未來感到焦慮，並且總是被工作追趕。現在，請感受一下自己的呼吸，是不是又快又淺？

在正念冥想中，基本的練習就是觀察自己的呼吸。如果你希望得到平靜與放鬆，腹式呼吸會大有幫助。人類在壓力大時，通常會進行胸式呼吸，所以交感神經系統會變活躍。在這種情況下，如果我們有意識地進行腹式呼吸，並且慢慢地深呼吸，副交感神經系統就會活躍起來。呼吸可以為我們帶來平靜和安定。熟悉腹式呼吸後，我們可以根據情況有意識地視需求進行腹式呼吸。

腹式呼吸可以幫助我們把注意力放到離大腦很遠的腹部，讓我們遠離雜念，感受到平靜。相較於胸式呼吸，腹式呼吸能產生更多氧氣，同時排出二氧化碳，所以也有助於淨化我們的身體。另外，心理學家丹尼爾・布朗（Daniel Brown）表示：「每天進行二十分鐘的腹式呼吸具有預防發炎的效果。」腹式呼吸也能有效且簡單地調適壓力，當我們因為壓力而緊張時，腹式呼吸能幫助我們放鬆。

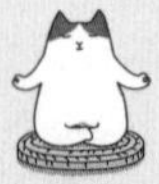

### 輕鬆練習腹式呼吸

其實人類出生時本能地就會進行腹式呼吸。現在，一起練習腹式呼吸，重溫當時的感覺吧！

1. 舒適地坐著或躺著，一手放在腹部，輕輕地閉上眼睛。
2. 請用鼻子吸氣和呼吸。
3. 試著感受吸氣時肚子鼓起來的感覺，同時感受一下隨著腹部上升的手。
4. 吐氣時感受肚子下陷的感覺，同時感受隨著腹部向下的手。
5. 最好不要一開始就過度膨脹肚子或進行長時間的腹式呼吸，只要自然且舒適地進行十次腹式呼吸即可。

我們可以在起床後或睡前進行腹式呼吸，因為這麼做有助於代謝。起床後做的話精神會變好，睡前做則有助於睡眠。請用上述方法練習一週，熟悉一下腹式呼吸吧！

## 實踐呼吸冥想！

接著來練習呼吸冥想吧！以下是包括呼吸冥想在內，所有冥想都通用的事前準備。

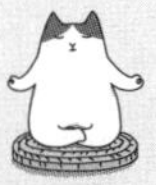

## 冥想的事前準備

1. 確認手機是否已經設定為靜音或飛航模式。
2. 提前因應其他可能妨礙冥想的因素。
3. 做適合自己的伸展運動，最好是能輕柔伸展脊椎的動作。伸展脊椎能刺激腦幹，引起腦波的變化。
4. 如果環境允許，請以冥想坐姿坐在地上，慢慢進行三次腹式呼吸。這是為了集中注意力並放鬆心情。若有必要，可以張開嘴大口吐氣，並在吐氣時放下全身的緊張、焦慮和雜念。

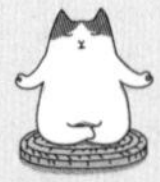

## 呼吸冥想

1. 準備就緒後，請輕輕閉上眼睛，感受身體坐著的感覺。
2. 自然地呼吸。你的身體最能感受到呼吸的地方是哪裡？
3. 將注意力放在最容易感受到呼吸的部位。如果你的注意力分散了，請覺察，並重新聚焦到呼吸上。
4. 帶著好奇心觀察自己如何呼吸，如果最容易感受到呼吸的部位是鼻子，那麼請好好感受透過鼻子吸氣和吐氣的感覺，以及吸氣和吐氣之間氣的溫度和強度。如果你感覺到你是用肚子在呼吸，那麼請覺察肚子膨脹和內縮的感覺，並觀察自己的吸氣和吐氣。請持續專注呼吸（坐姿可能會讓你不舒服，並因此無法專注，請覺察自己分散的注意力，並重新將注意力聚焦到呼吸上）。
5. 感受呼吸的節奏。就像自己變成了呼吸，用全身感受吸氣和吐氣的節奏。
6. 鬧鐘響起後慢慢睜開眼睛，輕輕動動腳趾和手指。

掃描QR Code
進行冥想練習

專注呼吸指的是每時每刻都能覺察呼吸的感覺，但是不需要評判自己呼吸得好或不好，只要專注體驗呼吸的感覺就好。觀察呼吸的變化，感受呼吸如同心跳般的節奏，就能深刻體認到我們活在這個瞬間。剛開始可能連進行五分鐘的呼吸冥想都很困難，但是如果每天堅持做五分鐘，未來也許可以做到三十分鐘。不需要一開始就太貪心，每天一步一步踏實地練習吧！只有親身體驗過的人，才能了解這種呼吸方式會如何改變生活。

# 03 身體掃描：喚醒身體的感覺

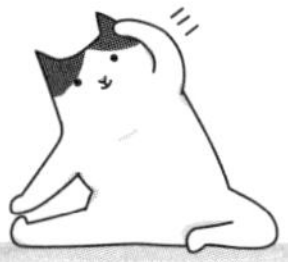

你對自己的身體有什麼看法？許多人不滿意自己的身體，總是想減肥或改變自己不喜歡的部分。這次請好好審視自己的身體外型，不加以評判，一旦可以覺察身體的感覺，就能更了解自己的情緒。接下來就透過觀察身體的冥想練習，開始探索自己的本質吧！

## 身體與我的關係

許多人在第一次練習冥想後會說：「我的身體好像復活了！」或是「我從來沒有像這樣深刻地感受過自己的身體！」大部分的上班族並不認識自己的身體，即使因為長時間使用電腦而出現烏龜脖，或是罹患腕隧道症候群，也往往在疼痛加劇後才發現，這表示他們可能一直忽略自己身體的感覺。另一方面，他們可能也不喜歡自己的身體，所以如果身體產生這樣的疼痛，他們會更討厭自己的身體。多數人都是像這樣忽視卻又討厭，並且時刻希望能改變自己的身體。

說真的，在遇到冥想前，我也是這樣。我常常為了工作而折磨身體，並且忽視身體發出的警訊。我總是認為身體上的問題可以用意志力克服。因為覺得睡覺太浪費時間，我往往只睡三到四個小時，當時脖子、肩膀和胸口都已經很痛了，我仍未多加理會，因此某天我突然倒下了。暈倒前，我的身體長期處在無法放鬆的狀態，所以完全失去了感覺。許多上班族和我說他們想放鬆，但是卻做不到。人如果一直處於緊張狀態，就會忘記放鬆的感覺，若繼續放任不管，最終身體會出大問題。

## 身體是觀察內心的基礎

艾克哈特・托勒（Eckhart Tolle）在他的著作《修練當下的力量》（*Practicing the Power of Now*）中提到：「冥想的核心是永遠與內在的身體相連，並且隨時都能感受到這一點。」說到冥想，我們會想到的是精神上的修練，但是他為什麼強調冥想與身體的聯結呢？這是因為人的身心是無法分離的，我們多少都有看了悲傷的電影後傷心到心痛或哽咽的經驗。從這個例子可以看出，人類的情緒不僅僅是用心去感受，身體也能感覺得到。在大多數的傳統冥想中，觀察身體就是在審視內心，也是自我覺察的第一步。

## 身體的感覺：五感、本體感覺、內在感覺

身體除了五感之外，還有其他的感覺。即使不用眼睛觀看身體，也能感覺到身體的存在，並且能感受到身體的位置和動作，這稱為「本體感覺」（Proprioception）。另外，我們也有能感覺到心臟等臟器或肌肉等身體內在的「內在感覺」（Interoception，內在認知）。體驗內在感覺不是藉由思考，而是透過「直接感受」（Felt sense）。「直接感受」能讓我們脫離靠思考體驗的行為模式，並停留在存在模式中。覺察內在感覺是觀察自己身心的基礎。

在這一節，我們要練習的是專注並觀察全身的感覺，在冥想中稱為「身體掃描」。練習身體掃描冥想，從頭到腳觀察整個身體，對我們有什麼好處呢？

### 好處1：提升注意力和專注力

身體掃描有助於調節身心。正念從訓練注意力開始，身體掃描則是把注意放在自己身體上的訓練。在呼吸冥想中要注意自己的呼吸，練習身體掃描時則不僅要訓練自己保持注意力，也必須練習移動。例如，如果希望覺察到的部位是右手，就藉由移動右手將自己的注意力引導至右手，並專注感受右手的感覺，接著再將注意力轉移到其他部位。

這個練習的目標是讓自己有意識地將注意力集中到某個部位。然而，在冥想過程中，我們一定會因為雜念、情緒和各種外在干擾而分心。身體掃描能藉由將注意力放在身體某個部位，訓練自己有意

識地專注於某個對象。透過持續的練習，不僅專注力會提升，還可以隨時將注意力投注到想聚焦的對象上。當一個人能夠有意識地關注某個對象，就能脫離「自動駕駛」（Autopilot）的模式，擁有穩定、堅定精神的能力。

## 好處２：改變自己與身體的關係

在進行身體掃描的過程中，能喚醒過往沒有的感覺。其實這些感覺本來就存在，只是你可能不曾察覺。我們必須先承認自己一直以來都沒有好好關注自己的身體，如果持續不理會身體的感覺，就等於永遠切斷了解自己的機會。我們也必須溫暖地去關懷身體的每個部位，親近過去總是不滿意的身體。當你與自己的身體很疏離，意味著離真實的自己很遠。讓我們一起藉由「直接感受」，來更貼近自己吧！

冥想時，如果不將注意力聚焦在某個對象上，每次就會只察覺到有強烈感覺的部分。身體掃描的練習不是只觀察身體特定的某些部位，而是訓練我們可以按順序注意全身的每個部位。唯有仔細覺察身體所有部位產生的感覺，才能真正探索自己。覺察感覺的訓練可以刺激腦島等大腦部位。透過專注地觀察身體各個部位，不僅能覺察身體發出的訊息，也可以更了解如何照顧自己，進而改善生活品質。

## 好處３：提高情緒智商

持續進行身體掃描可以提升情緒智商，因為仔細覺察整個身體產生的感覺有助於認識自我情緒。

例如，鄰座的同事無緣無故對我說了不禮貌的話。「好討厭！為什麼突然這麼說？」一般人都會下意識地做出情緒反應。而在經歷強烈情緒的瞬間，仔細觀察身體的感覺，你會發現身體也能深刻感受到情緒。所以身體掃描也有助於了解及管理自己的情緒。

職場上必須與各式各樣的人一起共事，每個人都希望可以控制好自己的情緒。實踐身體掃描有助於控制情緒，這並不代表我們可以將不好的情緒轉變為好的情緒，而是藉由主動並深刻感受情緒，在覺察到情緒時選擇如何因應。如果可以深入覺察自己的情緒，就能更加認識自己，也可以提升同理他人的能力。

我認為身體掃描相當於全身伸展運動。在我們深入感受身體各部位刺激的同時，全身也會隨之放鬆。身體掃描有多種應用方式，正念訓練是其最基本的手段。對於難以放鬆的人來說，在注意身體各部位的同時，身體會自然地放鬆，所以睡前進行身體掃描，就能讓你安穩地入睡。跟著接下來的練習，透過身體掃描的正念訓練，將注意力聚焦在身體各部位，完整地感受全身。

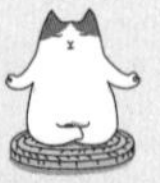

## 身體掃描冥想

1. 在安穩的空間裡舒服地躺著，雙腿張開與肩同寬，手掌朝上舒適地垂放於身體兩側。
   - 身體掃描是以身體為對象的正念冥想。首先請專注於身體的某個部位，一段時間後再將注意力移動到其他部位。身體掃描的目的並非放鬆身體或讓身體獲得特別的體驗。但是，在集中注意力的時候，可能意外地會產生這些效果。
   - 將注意力放在身體上觀察身體的感覺時，有時候會感受不到任何內在感覺。沒關係，只要注意觀察該部位就好。
   - 身體掃描並非要你冷靜地分析身體各部位，而是希望你溫柔地關注身體，並以「看看這個部位現在有什麼感覺」的好奇心注意該部位。
2. 現在開始依序注意各部位，一個部位專注十秒左右。首先注意腳趾，接著將注意力移動到腳掌、腳背和腳踝，並觀察這些部位的感覺。再依序將注意力轉移到小腿、膝蓋、大腿、髖關節和腹部。
3. 將注意力放在雙手、手腕、手臂、手肘和胸部，感受這些部位的感覺，再往上注意雙肩和脖子前後。
4. 感受下巴、嘴唇、臉頰、鼻子、耳朵、眼睛、額頭和整個臉的感覺，再依序注意頭髮和頭頂。
5. 將注意力放在整個身體，像是讓氣息進入全身一般地呼吸。想像吐氣時會排出身體的代謝物，吸氣時則會帶來氧氣、光芒和能量。
6. 慢慢睜開眼睛，手腳輕輕地動一動，緩緩地起身。

掃描QR Code
進行冥想練習

# 04 梵咒冥想：在短時間內讓心平靜下來

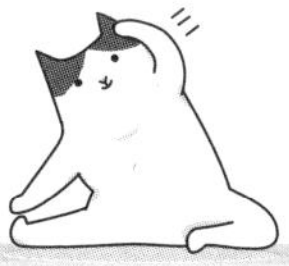

這一節將介紹初學者最容易學會的冥想法。正如前面提到的，將注意力集中在某個對象的冥想稱為「專注冥想」。專注冥想根據對象的不同而有多個種類，例如以燭光為注意對象的燭光冥想、專注畫畫的曼陀羅冥想等。在專注冥想中，初學者可以快速又強烈體驗到效果的代表性冥想是梵咒冥想。接下來我將介紹何謂梵咒冥想，以及如何製作屬於自己的梵咒。讓我們一起將梵咒作為專注對象，進行冥想吧！

## 梵咒冥想與效果

梵咒（Mantra）的意思是「集中注意力的工具」。梵咒是我們在梵咒冥想時的專注對象。那麼，什麼是梵咒呢？梵咒是指有助於自己和他人得到領悟的單字、短句或咒語。梵咒也被稱為真言或陀羅尼，在許多傳統冥想中都會使用梵咒。

梵咒冥想就是集中注意力並反覆吟誦梵咒的冥想。複誦梵咒的行為本身並非梵咒冥想的目的，梵咒只是我們集中注意力的工具！

反覆將注意力集中到某個對象，我們就會更加專注該對象，雜念和煩惱也會暫時消失。就像將搖晃過的雪花球放下後雪花會紛紛掉下來一樣。將注意力反覆集中到梵咒上，我們的雜念、欲望和憂鬱也都會落下。因此，進行梵咒冥想後心情會變平靜，並且能享受休息的效果，同時進一步感受到心靈的平靜和喜悅。在這種狀態下，我們的身體會出現放鬆反應（Relaxation response）。

然而請注意，冥想後再度回到日常生活仍須面對煩惱和擔憂。冥想時很平和，但是回到生活後可能再度掉入泥濘。如果你透過梵咒冥想感受到內心的寧靜，那麼也請努力在生活中維持平和吧！為此，我們必須先學會觀察自己和內心。本書的後面也會介紹與此相關的冥想。本節的重點會先放在透過梵咒冥想進行的注意力訓練和放鬆之上。

梵咒冥想帶來的放鬆反應是一九七五年由賀伯特・班森（Herbert Benson）博士發現，臨床上也證明了其療效。

## 製作屬於自己的梵咒

進行梵咒冥想前必須先量身訂製自己的梵咒。自己信任或帶有個人信念的梵咒可以提升梵咒冥想的各種效果。因此，最好選擇自己能接受，且能讓心情舒暢的梵咒。如果覺得不舒服，即使是意義再好的梵咒，也最好不要選。一般常用的梵咒如下：

- **索哈姆（Soham）：**「那是我。」↓「一切都是我，我不是我，而是一切。」這並非將我與其他個體分離，而是意味著我和萬物融為一體。
- **荷歐波諾波諾（Ho'oponopono）：**夏威夷的傳統療法。藉由反覆吟誦「謝謝，我愛你，對不起，請原諒我」，就能治療並淨化心靈。
- **簡單的單字：**「愛」、「放鬆」、「平靜」、「感謝」
- **與宗教有關的梵咒：**

佛教：六字真言、「南無阿彌陀佛」

基督教：「我的天父」、「信望愛」

你可以使用上述的一般梵咒，也能為自己量身訂製。我們常常不知不覺在自己身上刻下否定的印記，這個記號就像反覆詛咒自己的咒語。每當有事情發生時，往往會不自覺想著「我不可能成功」、「我就是這麼」……等咒語，把這些負面的話語換成積極的話如何？如果我們將「希望我會成功」、「我相信自己」等作為梵咒反覆對自己說的話，也會不知不覺對我們產生正面的影響。

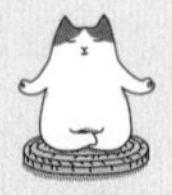

## 梵咒冥想

1 靜靜地閉上眼睛，舒服地坐著，手背朝上自然地垂下，做三次深層的腹式呼吸。吐氣可以緩解身體的緊繃。請觀察呼吸，並將注意力從外在轉向內在。

2 大聲吟誦梵咒十次（如果在不便發出聲音的地方，就動嘴默唸）。梵咒很短時，請在吸氣後，一邊吐氣一邊吟誦。如果梵咒很長，在吸氣時吟誦一半，另一半則在吐氣時唸出。

3 像在說悄悄話一樣，用氣音唸出梵咒。

4 接著不動嘴，在心中反覆默唸梵咒（覺察到出現雜念，或是注意力飄到其他地方時，請溫柔地將注意力帶回到梵咒上。雜念可能會再次浮現，但是沒關係）。

5 感受呼吸和唸梵咒的節奏，持續進行冥想後，我們的心情就會變平靜，此時可能會忘記背誦梵咒，但是不用再把注意力拉回到梵咒上，請靜靜地感受寧靜和放鬆。

6 靜靜放下梵咒，在寂靜中停留一會兒，再慢慢地睜開眼睛。

# 05 解決冥想時遇到的難題

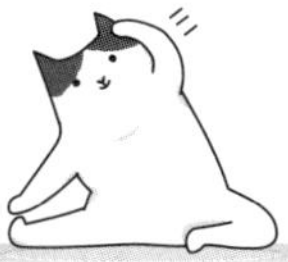

你跟著前面的解說練習過冥想了嗎？觀察呼吸和身體的感覺，以及專注默念梵咒的練習都是冥想的基礎訓練。練習溫柔地專注自己的身體和呼吸並不如想像中容易，所以在嘗試這些冥想時，肯定會經歷一些難題。然而，冥想過程不如預期順利很正常，不只是你，所有剛接觸冥想的人都曾因為多次遇到障礙而想放棄冥想。接下來我們就來了解一下這些難題以及應對之道吧！

## 連坐著都覺得難

首先，有些人可能光是以冥想的姿勢坐著就覺得困難。正如之前提到的，冥想修行就像運動一樣，做完之後身心都會變健康。同時，因為履行了與自己的約定，使得自我效能感也隨之提升。但是，如同套上運動服出門運動一樣，跨出第一步總是困難的，展開冥想練習也不容易。如果你也是這樣，可以固定在做了某件事之後坐到冥想坐墊上，這對養成冥想習慣大有幫助。我會建議在起床後或睡前養成冥想習慣，例如起床喝水後馬上坐到坐墊上，一旦熟悉這個動作，即便某天不想冥想，身體也會自動自發地坐到坐墊上！

## 坐下後心卻無法平靜

浮躁的心不可能瞬間平靜下來，在前面的章節，已經向大家介紹進行正式的冥想前該做的準備（不記得的話，請重新閱讀第34頁「準備開始冥想：心態和姿勢」吧！）坐下後先做三次深呼吸的理由是為了專注呼吸，讓心靜下來。用運動來比喻會更容易理解，在身體非常緊繃的狀態下，如果突然快跑或游泳會如何？正式運動前，大家都會透過暖身放鬆身體，冥想也是一樣的，如果你覺得深呼吸三次不夠的話可以多做幾次。吐氣能緩解緊張的身心。身心都平靜下來後，我們就能開始冥想。

## 總是出現雜念

展開冥想練習不久後，你可能會大吃一驚，因為不斷浮現的雜念多到令人希望心裡能有個靜音按鈕。其實人的大腦一直如此，只是在冥想時才會覺察到。你也許會疑惑：「我是因為想整理思緒才開始冥想的，但是為什麼冥想後雜念沒有消失呢？」因為冥想並不是消除雜念的行為，我們的思緒會不斷往返過去和未來，冥想的功能是幫助覺察，並且幫我們把注意力拉回來。

許多上班族表示在冥想過程中常常會想著結束冥想後要做哪些事，靜不下心，所以越冥想越焦慮，或是覺得冥想根本就是浪費時間。此時，請將這些想法視為雜念，這樣就不會被各種待辦事項造成的焦慮壓倒。事實上，我們不會因為進行幾分鐘的冥想就做不完工作。如果能像這樣覺察雜念，就能放下不必要的擔憂，讓思緒更清晰。請記得，冥想對工作大有幫助！

### ● 特別容易浮現的雜念──欲望

你可能會發現，冥想時，腦中最常出現的雜念就是「欲望」。例如「我想消除所有的雜念」，或是「鼻子好癢，好想抓」。然而，即使抓了鼻子，腦中仍會不斷浮現欲望，搔了鼻子後可能想抓下巴，或是想吃東西，人的需求不會因為滿足而停止。因此，我建議不要壓抑欲望，也不要隨之起舞，只需要覺察自己的雜念，並且看著這些消失後又不斷出現的欲望就可以了。

### ● 經常浮現的雜念──評判和自責

其他常常出現的雜念還有「評判」和「自責」。初學者在冥想時最常浮現的念頭是「這樣有做對嗎？」我之前提過，冥想沒有對錯和好壞，所以請不要評判自己做得好或不好。「我怎麼就是沒辦法好好冥想呢？」我也經常這樣想，但是自責也是在評判自己。一旦意識到自責即是評判，可能又會馬上湧出「不能評判」的想法。然而，這個想法也是評判，所以出現評判時只要覺察：「啊，我正在評判」就好。

「為什麼我總是評判自己？」、「看來我沒有冥想的天賦」或是「我現在心情不好，我不喜歡這樣！」在冥想過程中，自我指責可能會讓人質疑冥想是否有用。如果在冥想時對自己生氣或批評自己，可能會讓人不想再進行冥想。試著用存在模式來看這些自責吧！這些都只是雜念而已，不是真的。如果冥想中出現評判和自責，請覺察「原來我有自責的想法啊！」並告訴自己：「這很正常。」同時溫柔地將注意力拉回呼吸或身體等專注對象上即可。

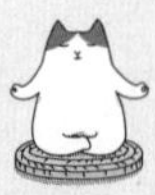

### 因應心靈徬徨的覺察練習

1 覺察自己的注意力分散，並因此感到徬徨。

2 不評判自己的雜念，而是接受自己出現了這種想法。

3 將這些想法視為雜念，並暫時停留在雜念中。察覺雜念並不是要我們「察覺雜念後將雜念丟掉」。

4 放下心中所有的東西，溫柔地將注意力帶回要專注的對象上。

請想像自己在劇場看話劇，即使開演了，觀眾席上肯定還是會有吵雜聲，但是我們的注意力九五%以上還是在舞台上。看話劇時，我們可能也會分心，但是只要覺察，並且再次把注意力帶回舞台上就好。

## 放大平時忽略的感覺

進行冥想時，可能會感受到平時忽略的細微感覺。在冥想時如果感到不舒服，會讓人產生想要改變的欲望，例如嘴唇乾或覺得頭髮刺臉時，想要解決這些問題的欲望就會湧上心頭。這時，請不要馬上舔嘴唇，也不要伸手撥開頭髮。請暫時停留並觀察一下嘴唇乾燥或頭髮刺臉的感覺等，不需要抑制自己的欲望，但是也不用立刻滿足，只要暫時停下來看一下就好。如果真的受不了，請一邊覺察一邊慢慢滿足欲望。

剛開始練習冥想時，光是坐著可能就會覺得疼痛，因為後背懸空且脊椎挺直的坐姿讓人不習慣。特別是坐在地上時，不僅是脊椎，髖關節或膝蓋等多個部位也會感到疼痛。此時，你可能會因此想結束冥想，或者希望調整一下姿勢以減輕疼痛，當然，或許也會告訴自己要堅持下去。

## 面對不適和疼痛的態度

在處理不舒服的感覺和疼痛之前，請記住，調整不是為了消除疼痛，逃避討厭的事會讓人掉入行為模式中，不要對疼痛加以評判，才能維持在存在模式。首先，請如實承認疼痛的存在以及疼痛帶來的雜念，並覺察自己因為疼痛而想放棄冥想的念頭。先放下想消除疼痛的欲望，告訴自己：「來看看疼痛的部位怎麼樣了」，一邊溫柔地將注意力帶到疼痛的部位。慢慢觀察疼痛的部位，想像自己向該部位吹氣。

以上說得容易，大部分的人應該都很難靜靜地覺察疼痛。記得剛開始我自己也很掙扎。當時我在冥想時，因為先前工作過度產生的疼痛不斷襲來，讓我無法坐在冥想坐墊上。有一段時間，我在椅子上時而坐、時而躺地進行冥想。即便如此，我還是常常被強烈的疼痛壓垮。「劇烈的疼痛不斷影響著我，我再也無法像以前一樣地生活了吧？」這種想法吞噬了我。我幾乎每天都因為疼痛而無法入睡，冬天無論穿多輕的大衣，還是會因為外套的重量而痛得眼淚直流。

但是，我沒有放棄觀看我的疼痛。當然，一開始我只是為了消除疼痛而注視著它，對於「無論我的身體處於什麼狀態，都如實看著」的指示，我也充滿懷疑。然而，我仍然持續依循指示觀察自己的疼痛，慢慢地，強烈的疼痛開始減輕，後來居然暫時消失了。疼痛彷彿有生命力一般。我開始思考持續折磨我的這個東西，可以用「疼痛」一詞概括嗎？在如實觀看疼痛的過程中，我和疼痛的關係也在慢慢變化。現在，我終於能溫柔地看著曾經折磨我的疼痛。

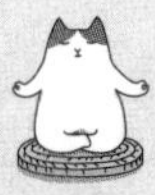

### 處理冥想中的不舒服和疼痛

1 不帶任何判斷，客觀地認識不舒服的感覺、疼痛，以及隨之而來的想法。

2 觀察自己的感覺，不評判好或壞。

- 承認自己原來有「不想體驗這種感覺」的想法，也可以稱這種想法為「厭惡感」。
- 溫柔地注視自己的不舒服與疼痛。

3 不要為了緩解不適而活動身體，接受不舒服和疼痛也是自己的感覺之一。

4 如果覺察到自己實在太吃力，可以慢慢地調整。請一邊注意現在感受到的感覺、想要調整的意圖，以及調整後的感覺，一邊慢慢地活動身體。

5 如實感受疼痛和不適，並觀察自己對不舒服的厭惡感如何變化。

## 只要冥想就會睡著，怎麼辦？

冥想是閉上眼睛進行的，再加上做冥想讓人身心放鬆，所以很容易就會想睡覺。疲勞是身體告知我們需要休息的訊號。如果你在冥想過程中睡著了，請接受自己「原來很累」的事實。閉上眼睛時，人體會切斷視覺資訊，使大腦得以休息，身體也能充分放鬆。如果在冥想時睡著，請不要責備自己，或是懊悔自己搞砸了這次冥想，無論是否打瞌睡，都請當做是對自己有益的經驗。然而，請不要養成只要冥想就入睡的習慣。如果你常常在冥想時想睡覺，請半睜開眼睛，視線朝下，再繼續冥想。

## 冥想筆記

其實，冥想時遇到的難題是增強心靈肌力的機會。還記得冥想和重訓很像嗎？冥想時的障礙就如同啞鈴的負重，你不需要馬上做出反應，而是重新把注意力帶回需要專注的對象上，這樣才能一口氣把啞鈴舉起來。如果啞鈴沒有重量，即使重複舉起，肌肉也不會產生力量。如此一來，每當冥想遇到困難時，你就可以想著：「終於有機會強化心靈肌力了！」當這個機會來臨時，要把啞鈴舉起還是放下，都取決於你！

# CHAPTER 3

# 用正念<br>調適壓力

## 照顧心靈花園<br>裡的枯葉

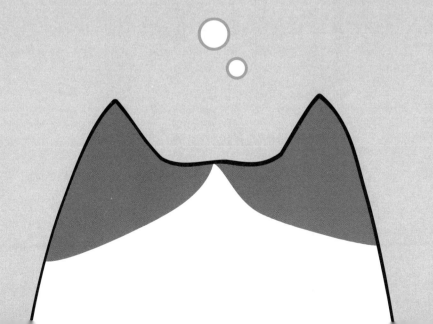

「唉，壓力好大！」「無論如何，今天也撐過來了」每個人的生活都有壓力，但是如果過度累積，最終會像花園裡沒有清掃的落葉一樣腐爛。在上一章中，我說明了如何訓練建設心靈花園的基礎體力。現在，我想請你漫步花園，看看你的心園裡有沒有枯萎的葉子。如果總是壓抑壓力，就會像枯葉一樣失去生機。葉子可能會受害蟲或烈日等外在影響而掉落，也可能因為內在因素而枯萎。本章將介紹日常的壓力，以及覺察並調適壓力的祕訣。一起利用本章提出的方法，審視花園裡的葉子為何枯萎，打起精神處理，讓心園裡枯黃的葉子恢復生機吧！

# 01 我們生活在前所未有的高壓環境中

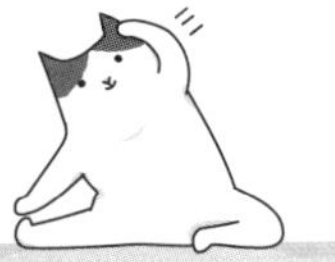

在練習前幾章提到的基礎冥想後，漸漸地就能感受到平靜。然而，現代人的日常生活中還是有許多待辦工作，可能還得與不喜歡的人共事，所以難以總是保持平靜。一行大師在其著作《正念的奇蹟》中介紹了越南民謠的歌詞：「在家修道是最困難的，其次是在人群中修道，最簡單的是在寺院裡修道。」是的，在現在的職場和家庭中，我們更多時候是感到痛苦而非平靜，這種痛苦被稱為壓力。在這一節，你會了解誘發壓力的因素以及壓力帶來的影響。

首先，先來檢視自己現在的壓力程度吧！

## 〈壓力知覺量表〉（韓國版 PERCEIVED STRESS SCALE）

1 過去一個月裡，你是否因為發生意想不到的事而心情不好？
□完全沒有（0分）□幾乎沒有（1分）□偶爾有（2分）
□經常有（3分）□總是有（4分）

2 過去一個月裡，你是否曾覺得自己無法控制重要的事？
□完全沒有（0分）□幾乎沒有（1分）□偶爾有（2分）
□經常有（3分）□總是有（4分）

3 過去一個月裡，你是否曾感到焦慮或壓力？
□完全沒有（0分）□幾乎沒有（1分）□偶爾有（2分）
□經常有（3分）□總是有（4分）

4 過去一個月裡，你是否曾成功處理令人煩躁或麻煩的事？
□完全沒有（0分）□幾乎沒有（1分）□偶爾有（2分）
□經常有（3分）□總是有（4分）

5 過去一個月裡，你是否曾成功處理生活中的要事？
□完全沒有（4分）□幾乎沒有（3分）□偶爾有（2分）
□經常有（1分）□總是有（0分）

6 過去一個月裡，你是否對自己處理個人問題的能力感到自信？
□完全沒有（4分）□幾乎沒有（3分）□偶爾有（2分）
□經常有（1分）□總是有（0分）

7 過去一個月裡，你是否覺得事情如願發展？
□完全沒有（4分）□幾乎沒有（3分）□偶爾有（2分）
□經常有（1分）□總是有（0分）

8 過去一個月裡，你是否覺得每件事都在自己的掌控之中？
□完全沒有（4分）□幾乎沒有（3分）□偶爾有（2分）
□經常有（1分）□總是有（0分）

9 過去一個月裡，你是否因為無法控制的事而生氣？
□完全沒有（0分）□幾乎沒有（1分）□偶爾有（2分）
□經常有（3分）□總是有（4分）

10 過去一個月裡，你是否覺得有很多無法克服的困難？
□完全沒有（0分）□幾乎沒有（1分）□偶爾有（2分）
□經常有（3分）□總是有（4分）

我的壓力程度：總計＿＿＿分

13分以下：處於正常的壓力狀態
14～16分：開始受到壓力的影響
17～18分：壓力發展為精神疾病的可能性大增
19分以上：需要專家的協助

＊出處：李鐘夏、申哲民、高英勳、林在亨、趙淑行、金承賢、鄭仁科、韓昌洙（2012），韓文版壓力知覺量表的信度和效度研究，精神身體醫學，20（2），127-134

## 上班族的日常壓力

因為上班族們所處的環境總是充滿壓力，所以幾乎每個上班族都曾說：「我最近壓力很大。」韓國目前仍是「經濟合作暨發展組織」（ＯＥＣＤ）成員中工時最長的國家。因此，長工時和短睡眠是上班族主要的壓力因素。壓力不只影響人的內心，也會傷害身體。過去的觀念是身心分別治療，但是事實上我們需要將身心視為一體，因為當壓力導致身體疲憊，最終心也會很累。最近有許多上班族因為失眠等睡眠問題而苦惱，睡眠問題是常見的壓力徵兆之一。如果放任壓力不斷累積，身心都會受到傷害。

## 壓力會對身體造成哪些影響？

如果壓力持續累積，自律神經系統的平衡就會被破壞，造成血液循環不良，肌肉也會因此變僵硬。那麼，即使沒有受到外在病毒的感染，人體也會發炎。眾所周知，慢性病大多是壓力引起的。首先，壓力會直接攻擊有「第二大腦」之稱的腸道，所以如果壓力變大，消化系統就會出現問題。試著回想一下日常生活中因壓力引起的症狀，你會發現消化系統的問題與壓力息息相關。

壓力會使人體的免疫力下降，讓人容易受病毒感染，並且難以戰勝病毒。壓力還會使過敏和蕁麻疹惡化。另外，壓力荷爾蒙會使血糖上升，提高人體罹患糖尿病的機率。美國的約翰・薩爾諾（John

E. Sarno）博士曾提出，現代人罹患慢性病的原因是壓力以及由此而來的焦慮。如果長期承受壓力，使端粒變短、老化速度跟著變快，壓力荷爾蒙引發的血栓也會順著血液流動，進而可能引發腦中風、心肌梗塞、肺栓塞等，導致生命危險。

## 壓力會對心理產生什麼影響？

如果放任小壓力不管，累積而成的巨大壓力就會傷害我們的心。血清素（幸福荷爾蒙）百分之九十是在腸道中生成，壓力會影響腸道，再加上如果因為壓力而攝取辛辣食物或飲酒，腸道就會遭受更大的破壞。因此壓力不只有害腸道，也會讓人感受不到幸福。慢性壓力導致的代表性心理疾病就是憂鬱症，憂鬱症不僅會帶來嚴重的憂鬱感，也會影響食慾，並造成慢性疲勞和失眠。

## 壓力會誘發倦怠

近幾年罹患職業倦怠的上班族愈漸增加，職業倦怠也被稱為「慢性疲勞症候群」，二〇一九年WHO將「過勞」歸類在職業相關疾病。過多的工作量和成果競爭給上班族帶來巨大的壓力，迫使大家像賽馬一樣只能埋頭工作，不斷向前奔跑，最終讓人燃燒殆盡，並且喪失欲望、變得無力。WHO提出的慢性疲勞症候群症狀如下：患者剛開始只是感到無力、疲憊、對職場和工作產生排斥感，或是工作能力及效率下降；而一旦進入倦怠狀態，就會出現頭痛、身體疼痛、睡眠障礙等身體症狀。

那麼，壓力究竟是什麼？一般人以為只有遇到壞事才會有壓力，然而，其實不論好事或壞事，人只要發生「變化」就會感受到壓力。從失去親人、換新工作等大事，到手機沒電等日常小事，生活充斥著各種變化，所以只要活著就無法完全擺脫壓力。

## 前所未有的高壓環境

我們生在「VUCA時代」——也就是劇變（Volatility）、不確定（Uncertainty）、複雜（Complexity）、模糊（Ambiguity）的時代。無論是受雇還是做生意，現代人都必須在劇變和不確定的環境中取得成果，因此面臨的壓力比過去更多。與此同時，各種難以預測的情況及新的挑戰也接踵而來。人際關係同樣使人備感壓力，為了不影響工作，每個人都努力維持與上司、同事和客戶的關係，就算不合也努力忍耐。另外，持續和新人共事也是誘發壓力的要素之一。

過多的資訊也容易讓人感到壓力，手機、筆電、電視等，現代社會能接觸到消息的管道太多了。接收資訊固然重要，但是現在的人過度暴露於資訊中，甚至吃飯睡覺時也是如此。大腦在接收訊息時會不斷運轉，如果腦中持續有太多資訊會怎麼樣呢？假設大腦是電腦，答案就呼之欲出，如果同時在電腦上開啟過多的程式，電腦運轉的速度就會變慢。當我們把注意力放在訊息上時，自律神經系統會喚醒身體，類似草食動物感知到狩獵者的危險時，集中注意力觀察周遭情況時會出現的反應。

現代社會的生活環境處處充滿誘發壓力的因素。壓力專家布魯斯・麥克尤恩（Bruce McEwen）教授提到，城市使人們在面對壓力刺激時更脆弱。燈火通明的夜晚、廣告招牌、人滿為患的街道等，都是會引發人們壓力的刺激。另外，電磁波、懸浮微粒、樓層噪音等，也都會誘發壓力。我們的生活習慣，如飲酒、抽菸、吃宵夜或速食、不規律的睡眠等，也都是造成壓力的要素。在全球疫情嚴峻的時刻，人們對生命和生計的焦慮，與他人面對面交流中斷等，都讓我們活在前所未有的壓力刺激中。

# 02 冥想：備受矚目的壓力管理法

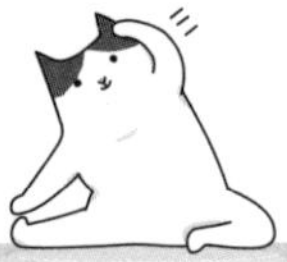

正如前一節所提，壓力對於身心的影響會致命。你可能會好奇，壓力為何會帶來這麼大的威脅？受到壓力刺激時，身體到底會發生什麼事呢？接下來我會介紹人體在面對壓力時的反應，並且說明正念冥想如何提供幫助。準備來進行在巨大壓力下能提供急救的壓力應急冥想吧！

## 戰鬥、逃跑、壓抑

人體在面對壓力時會出現什麼反應呢？大腦中的杏仁核會把壓力刺激視為威脅，並且像火災警報器一樣發出警告。這個警告會透過兩種途徑使全身處於緊急狀態。一是腦幹的藍斑核會釋放腎上腺素到整個大腦，另一個是下視丘和腦下垂體刺激腎上腺後，分泌腎上腺素和皮質醇。這使得全身的交感神經系統會活躍起來，使人出現心跳加快、瞳孔放大等身體在對抗威脅或逃跑時會出現的反應，這些反應就是所謂的戰鬥或逃跑模式。

在狩獵時代，這個反應能在面臨野獸威脅時幫助我們保命。但是，在沒有猛獸威脅的現代，人類仍會出現戰鬥或逃跑反應。即使我們不像以前一樣面臨生命危險，但是當感到恐懼或壓力時，大腦仍會將這些刺激視為威脅。例如覺得自己的地位岌岌可危，或是意見被拒絕時，身體就會進入緊急狀態。其實，受到上司指責時只要改正就可以了，但是有些人卻可能生氣，或是想馬上逃開，這些都是戰鬥或逃避反應。

平時，海馬迴和前額葉可以鎮定發出警報的杏仁核，但是如果皮質醇分泌過多，它們就會失去穩定杏仁核的能力，人們也會因此失去理性。情緒智商專家丹尼爾・高爾曼（Daniel Goleman）將理性被杏仁核綁架的這種狀態稱為「杏仁核劫持（Amygdala hijack）」。你是否曾氣得突然大喊大叫，或是亂扔東西？那一瞬間你的杏仁核被綁架了。人體在身心經歷戰鬥或逃避反應後，往往會疲憊不堪。所以壓力結束後，我們會想休息，讓身體恢復原狀。

就算職場壓力因子再多，也不會有人能接受我們的戰鬥或逃避反應。即使上班族的壓力荷爾蒙過度分泌，也往往會為了人際關係抑制自己因為交感神經覺醒而過於激動的情緒反應。然而，如果選擇壓抑情緒，身體就會一直處在緊繃的狀態，壓力不會因此消失，而是會持續留在身體裡。在這種狀態下，我們的身體長期無法放鬆，因而導致多種疾病。持續的壓力也會讓皮質醇不斷分泌，甚至會傷害大腦。

其實並非每個誘發壓力的刺激都會威脅到我們，但是如果一個人對每個看似威脅的因子都發出警報，那會如何？請想像一下，如果你住在沒著火，但是火災警報器卻一直響的房子裡，你會不會覺得很可怕？因此，重點是我們如何看待誘發壓力的刺激。因為無論什麼樣的刺激，都可以由自己選擇該如何定義。也因此我們需要正念，正念可以幫助我們在每次受到壓力刺激時關閉腦中的警報器。

## 降低杏仁核活性

冥想訓練可以讓杏仁核不因壓力的刺激而過度活躍。在一項研究中，實驗人員播放負面聲音（哭聲）給進行一萬小時冥想訓練的受試者，以及冥想初學者。長時間冥想的受試者與初學者相比，杏仁核沒有太大的反應。大家還記得我提過正念冥想會改變大腦結構嗎？冥想確實能減少杏仁核灰質的密度，並增加海馬迴灰質的密度（二〇一一年莎拉・拉扎爾博士、布列卡・威爾博士的研究）。好消息是我們只要透過冥想基礎訓練就能擁有調節杏仁核的能力！看到這裡，是不是也讓你湧現了堅持冥想的欲望？

## 自己決定壓力刺激的反應

即使持續的冥想能降低杏仁核的活性，我們也無法完全避開壓力的刺激，所以在感到壓力的瞬間能否暫時停下來覺察非常重要，因為這樣才能觀察誘發壓力的刺激為何，並了解自己在壓力當下的身心狀態。一旦能覺察，我們就不會再被動地產生反應，而是能主動按下暫停鍵。神經學家維克多・弗蘭克（Viktor Frankl）這樣描述暫停狀態：「刺激和反應之間是有空間的，在那個空間裡，我們擁有選擇該怎麼做的力量。」

冥想讓我們擁有可以創造對刺激不會立即反應、短暫停頓一下的能力。練習專注當下使人能夠覺察現在遇到的情況和自己的身心狀態，並且為自己和對方做出好的選擇。即使無法做出最好的選擇，至少也能讓我們不被壓力牽著鼻子走。另外，不要壓抑身體的警覺反應和負面情緒，才不會讓身心長期處在緊繃狀態。冥想能讓人在受到壓力的瞬間，不拖延處理，並放鬆身體。也許就是因為這樣的功效，冥想是美國心理學會建議的壓力因應對策之一。

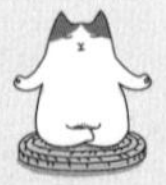

## 減壓冥想

遇到壓力刺激時，有助於鎮定杏仁核警報器的「壓力應急冥想」。

### 1 受到刺激的瞬間，覺察並暫停

首先，如果你不想被誘發壓力的刺激牽著鼻子走，就要在受到刺激的瞬間先停下來。面對刺激時，可以這樣對自己說：「這是壓力刺激吧」或是反覆地說：「先停下來吧」幫助自己暫停下來，不因刺激而產生被動的反應。如此一來，刺激和反應之間就會產生空間。

### 2 慢慢呼吸，覺察身體的感覺

將注意力放在因刺激而警覺的身體感覺上，並覺察身體發生了什麼事，同時感受身體各部位是否緊繃。感知身體變化的腦島此時會活躍地工作。

### 3 雙腳觸地，感受腳底的感覺和重力

不論坐著或站著，請將注意力從不斷思考的大腦帶到離大腦最遠的腳底。試著將雙腳踏實地踩在地上，告訴自己即使感覺好像跌入谷底，這雙腳也會支撐著自己，不會無限往下墜，所以可以放心。「呼～」感受雙腳接觸地面的感覺，用全身感受重力，並找回安全感。

### 4 進行5~10次呼吸，吐氣長於吸氣

呼吸能反映內心。留意看看自己現在怎麼呼吸？是像草食動物遭遇追捕時一樣，使用胸式呼吸嗎？請慢慢切換成腹式呼吸，這樣才能放鬆緊繃的身體。受到壓力刺激時，人的交感神經系統會變活躍，並產生戰鬥或逃避反應，讓身體處在如同著火的狀態，如果你希望像滅火器熄滅火勢般鎮定交感神經，就必須激發促進放鬆的副交感神經系統。吸氣可以活躍交感神經系統，吐氣則能激起副交感神經的反應，所以請慢慢做腹式呼吸，但是吐氣的時間要比吸氣長。只要緩緩地吐氣，就能放鬆緊繃的身體。

## 冥想筆記

遇到誘發壓力的刺激時，人們通常會戰鬥、逃避或壓抑。一個人如果持續處在戰鬥或逃避狀態，人際關係可能會受到影響，身體長期也會處在緊繃狀態。幸運的是，冥想能降低不自覺對刺激產生反應的杏仁核活性，並且讓我們暫時停下來覺察身心狀態，進而做出更好的選擇。持續的冥想練習能在我們感到壓力時出手相助。那麼，在面對誘發壓力的刺激時該怎麼做呢？上面介紹應對壓力刺激的應急冥想，請大家在感受到壓力的瞬間，一定要嘗試使用看看。

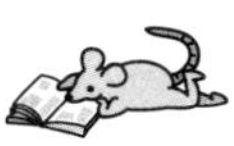

# 03 壓力覺察冥想：不讓壓力越變越大

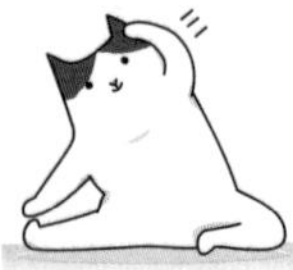

現代人生活在前所未有的高壓環境中，但是所有的刺激都會帶來壓力嗎？我在前面提過，有研究顯示即使聽相同的聲音，冥想時間較長的人與冥想初學者相比，杏仁核的反應較小，這表示除了外在因素，內在因素也會引發壓力。這一節我想說明如何因應誘發壓力的外在因素，並處理人人都有的內在因素壓力。只要能好好調適引起壓力的內外在因素，生活就會更舒適，也能與壓力建立全新的關係。

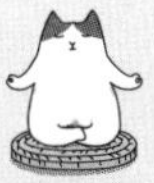

## 不被外在刺激因素誘發壓力的「聲音冥想練習」

請在能以冥想姿勢安穩坐著，並閉上眼睛的地方進行，過程僅需3～5分鐘。

1. 以舒服的姿勢坐著。輕閉雙眼、放鬆身體，並慢慢地呼吸。
2. 將注意力放在聽到的各種聲音。
3. 聆聽周圍和遠方的聲音。即便有某個瞬間聽不到任何聲音，也要敞開耳朵去體驗。
4. 覺察聽到聲音時產生的情緒或想法。
5. 再次將注意力帶回聲音上，不帶任何評判且客觀地聆聽。

● 記錄你的「聲音冥想」體驗

你能不帶任何評判，客觀地聆聽所有的聲音嗎？

你有喜歡的聲音和不喜歡的聲音嗎？聽到那些聲音時有什麼感覺？

你聽到那些聲音時出現什麼想法或想起什麼故事？

你在聽不到任何聲音時的感覺如何？

我很好奇大家在進行聲音冥想時有什麼樣的體驗。你會選擇在安靜的地方冥想嗎？還是在熱鬧的地方？也許你在冥想時會因為突然響起的電話鈴聲而心急，並因此後悔沒有在安靜的地方冥想。以下是我剛開始冥想時的經歷。我在進行聲音冥想時，附近傳來巨大的施工聲。「咚咚咚！唧唧唧！」我想著：「為什麼偏偏現在施工呢？這吵雜的聲音到底什麼時候才會結束？」其實當時要繼續下去很具挑戰性，雖然我想馬上起身離開，但還是決定堅持下去。

現代人生活的環境並不安靜，往往充斥著喇叭聲、手機鈴聲、音樂聲、對話聲、施工聲等。你對這些日常生活中的聲音有什麼反應？同樣是聽到救護車的鳴笛聲，每個人接受的程度都不同。「好吵！好煩！」、「可能是有人受傷了！」、「離我家好近，是不是附近有人受傷了？」大家的反應不盡相同。請回想你的聲音冥想經驗，是不是曾對哪些聲音產生喜歡或討厭的情緒？或者，你是否曾在聽到某些聲音後推測聲音的來源呢？你是否在心中編撰過與哪些聲音有關的故事呢？

## 覺察外在刺激給自己帶來的痛苦

聲音是可能誘發壓力且無法控制的外在因素之一。然而，是否將這個刺激視為壓力則取決於你。我們通常會因為聲音以及環境而感到壓力，然而如果能覺察到這一點，你會發現形成壓力的不是聲音本身，而是你對這個聲音的想法。記住以下公式將有助於我們減輕壓力：

**「聲音與環境本身帶來的痛苦」（第一次痛苦）×「抵抗／你的詮釋」＝「內心感受到的痛苦」（第二次痛苦）**

內心的痛苦隨著對聲音與環境的詮釋和抵抗而增加了。那麼，試著減少抵抗和詮釋如何？環境本身帶來的痛苦（第一次痛苦）雖然無法避免，但是我們可以大幅減少第二次痛苦。

佛陀說：「不要射出第二支箭。」請練習不要去詮釋環境（第一支箭）。不帶任何評判，客觀地觀望著就好。在施工現場附近進行聲音冥想的那一天，我停止發射第二支箭。「太吵了，我沒辦法冥想！工程到底什麼時候會結束？」我停止了以上所有的抵抗。我決定去感受所有的聲音。彷彿吞噬一切的那個聲音不斷響起又消失。聲音一直在變化，而這些外界的聲音無法任憑我們隨心所欲地控制。

隨著逐漸接受所有的聲音，我內在也發生了變化。當我想抵抗這些痛苦時，我能覺察並放下。之前我在泰國修行了幾個月。當時，我早上游泳後會坐在室外游泳池，全身沐浴在陽光下進行冥想。因為冥想地點位在機場附近，所以每次飛機經過時，都會有巨大的聲音。但是在我的認知中，那就只是聲音而已。我平靜地坐著呼吸時，不時會有幾聲巨響，但是我能微笑面對這些聲音。

## 誘發壓力的內在刺激因素1：欲望和執著

生活中有像聲音一樣誘發壓力的外在因素，也有如情緒和心情等內在因素。人類有生存的本能，現代人努力在充滿不確定性且劇變的環境中生存，並試圖過幸福的日子，因此時常不自覺地折磨自己。我們在心中制定「幸福」的標準，如果未達標準就覺得自己不幸福。在「幸福人生」的目標下，我們應該審視壓力的來源是否為自己本身？內心的想法是否讓自己陷入壓力狀態呢？

追求幸福時，比起已經擁有的，人們通常傾向把焦點放在尚未擁有的事物上。一旦聚焦在缺乏的事物上，內心就會產生「只要實現這一點，就會變幸福」的欲望。但是欲望可能實現，也可能無法實現。即使現在滿足了欲望，還會產生下一個欲望。人只要活著，就會不斷產生欲望，而壓力就是源自對欲望的執著。認為無法實現欲望生活就會不幸，或是努力避開不喜歡的事，這些都是執著。一個人在執著於某些事的狀態下，會害怕得不到想要的東西，即使擁有了也會恐懼失去。不斷產生欲望這一點本身不是問題，重點在於要覺察自己是否執著於這些欲望！

## 誘發壓力的內在刺激因素2：追求完美

為了滿足幸福的條件並盡快實現目標，我們會像寫作業一樣地過生活，並且容易被欲望牽著鼻子走。想盡快且完美達成目標的欲望使人容易著急。越是追求完美的人，越容易執著「這件事就應該要這樣！」如果事情不能按照自己的想法有條不紊地進行，他們就會感到焦慮和壓力。因此，如果不能達到預期效果，挫折感也會很大。這種想要快速完美實現目標的欲望，等於把自己推向壓力。

另外，有些人不僅在特定目標上，連在生活的各方面都制定了完美的標準。例如有些職業婦女會希望在職場上有好的表現，同時扮演好完美的妻子和媽媽。努力達成目標本身沒有錯，然而，當一個人過度追求完美時，只要有一點不足，往往就無法容忍。這些人儘管在各方面都很努力，但是卻無法認可自己的付出。是什麼讓你成為完美主義者呢？請審視自己是否有著「如果無法做好某些事，就得不到認同」，或是「不完美的我不值得被愛」等恐懼。

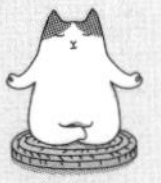

## 覺察內在壓力源的冥想

### 1 覺察來自於自己的壓力

平時練習冥想有助於我們覺察感受到壓力的瞬間。最好能在每次感覺到壓力時都能自覺，並客觀看待。光是覺察就可以阻止自己走向更大的痛苦。請覺察自己出現「我要改變這種情況」、「我必須更快完成」、「為什麼只有我發生痛苦的事情」等想法的瞬間，這樣就能知道你是在什麼情況下把自己推向壓力。

### 2 「這就是壓力啊！」敞開心胸迎接壓力

覺察到壓力時，請以「壓力來了」、「這就是壓力啊」等心態面對壓力。這不是請大家擺脫壓力，因為想要避開壓力也是一種執著。而是用這種心態迎接壓力，能讓我們停止放大壓力，並將壓力視為客觀的經驗。

### 3 同時進行腹式呼吸和身體掃描

在告訴自己「原來是壓力啊」時一邊吐氣，接著用溫暖的手撫慰自己的心，多做幾次深呼吸並大口吐氣。慢慢做腹式呼吸的同時，請掃描一下身體是否有覺得緊繃或感覺特別強烈的部位。觀察嘴巴、下巴、脖子等部位是否緊繃，並在吐氣時放鬆。我們的身體此時可能已經感受到威脅，所以開始分泌壓力荷爾蒙。這時如果不好好面對壓力並放鬆，身體就會越來越緊繃，所以掃描全身非常重要。

### 4 視情況和自己對話

一邊掃描身體時，也可以一邊與自己對話。如果你發現自己開始以想法詮釋外在刺激，請告訴自己，現在你正在用主觀的角度看待事情，如此即能喚醒覺察的力量，並將在痛苦中徘徊的自己拉回來。若你發現你正在指責自己，也請告訴自己「我現在正在攻擊自己」，如果對不完美的自己感到失望，則可以跟自己說：「辛苦了一整天，連這個都做不到，所以我正在責怪自己啊！今天其實很努力了，不需要各方面都很完美。放心吧，如果一個人做不好，也有尋求幫助的方法，因為你不是一個人！」

## 誘發壓力的內在刺激因素3：比較、嫉妒、孤立

現代人為了在急遽變化的環境中生存，已經習慣了競爭。也許因為如此，我們連瑣碎的事也要和他人比較，從穿著、外貌、學歷到財產，比較心態總是不斷湧現。一旦覺得自己稍微好過別人就會感到優越，如果認為自己不足，則往往會沮喪或嫉妒。這些年又因為社群媒體，使比較的風氣更加盛行，儘管那些只是虛擬形象上的表現，並非現實生活，許多人仍會因此感到自卑或嫉妒。另外，只要感到別人強過自己時，我們就會將對方視為威脅。

在比較的過程中，覺得自己比不上他人的人，往往會遠離社交生活，開始孤立自己。其實想讓自己看起來好一點的心態，也許是希望與他人變得更親近，並得到別人的認可和喜愛。然而，在出現較勁、嫉妒和孤立自己的瞬間，你需要擁有覺察自己產生這些負面情緒的能力。

# 04 照亮壓力的冥想：了解壓力模式

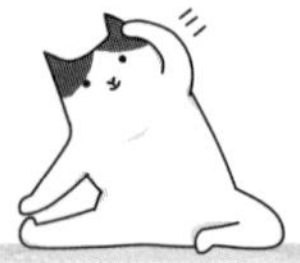

前兩節介紹了面對壓力時可以做的應急冥想和壓力覺察冥想。只要好好實踐這兩個冥想，就能因應突然來襲的壓力。然而，現代人生活在前所未有的壓力環境中，即使進行了這兩個冥想也可能無法排解所有壓力，所以在這一節，我將帶你一起讓殘留在內在的壓力重新浮現。只要練習這一節介紹的冥想，就能掌握壓力襲來時的身體感覺，並且透過多次的壓力事件掌握引發自己壓力的來源，同時建立壓力警報系統，幫助你今後能順利處理壓力。

即使每天進行冥想，想在壓力發生的當下立即停止焦慮也不是件容易的事。應急冥想及壓力覺察冥想能幫助我們在遇到壓力的當下先停下來。熟悉這兩個冥想需要花時間練習，它們能讓人在受到壓力的瞬間停下來覺察，並停止責怪自己。然而，即使做了這兩個冥想，沒有覺察到或壓抑的壓力也許仍留在體內，一旦這些壓力內化成慢性壓力，就可能會因此罹患慢性疾病。壓抑或迴避壓力雖然當下會讓人覺得比較舒服，但是卻會造成嚴重後果。所以有必要好好審視過去的壓力。

**審視自己現在是否有壓力（請在符合自身情況的事項上打勾）**

□你是否一直浮現負面想法？
□你是否過度擔心或感到焦慮？
□你是否經常感到悲傷和孤獨？
□你最近是否經常暴飲暴食或飲酒？
□你是否消化不良或常常覺得身體緊繃？
□你是否為失眠所苦？

符合上述情況的其中一項，就代表你正處於壓力狀態。只有在對自己的身心、想法和行為等有所覺察，才能發現這一點。因此，請大家經常實踐冥想，並注意自己的呼吸狀態和身體的感覺，你將會發現殘留在體內的壓力。也許你會質疑：「這些壓力已經過去了，現在才拿出來看有用嗎？」然而即使晚了，審視過去的壓力仍至關重要，因為處理這些壓力有助於我們在未來遇到壓力時立即覺察。

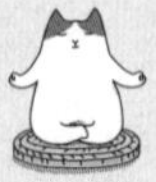

## 照亮壓力的冥想（Flash on）

回想過去發生壓力的情形，如同用閃光燈照亮那些被藏起來的壓力，並加以觀察的冥想。

**1 以坐姿進行冥想**

舒服的坐著，輕閉雙眼，緩慢呼吸。

**2 請回想一下最近感受到壓力的情況**

壓力不只是讓人崩潰痛苦，即使是輕微的刺激，只要一想到就不舒服的事情就算是壓力。請回想當時的情況，如果因為某個人感到壓力，請想想是對方的哪些言行帶給你壓力。

**3 回想壓力時，請覺察自己正在經歷的過程**

請如實接受當時的想法、情緒和身體感覺，並問問自己：「我體會到什麼？」

**4 以1～10分為壓力程度打分數**

不需要給出精確的分數，只是如果透過數字客觀地看待壓力，我們大腦的前額葉就會變活躍，若負責認知的前額葉開始運作，因為壓力刺激而猖狂的杏仁核就會平靜下來。

**5 腹式呼吸，將注意力放在腹部，感受呼吸**

請將注意力放在腹部，覺察呼吸的感覺，此時心情會隨之穩定下來。同時，這麼做也可以擺脫過去引起壓力的不愉快經歷，並完全停留在當下。

**6 將注意力擴展到全身，以及整個空間**

將集中在腹部的注意力擴展到整個身體，如此一來視野會變廣，並且能以更大的包容力看待事物。掃描全身時，如果感覺到身體有緊繃的部位，請特別觀察該部位的感覺，同時覺察自己身處的空間。

**7 以旁觀角度審視過往的壓力，並以1～10為壓力程度評分**

在位處的空間裡，以觀察者的視角審視過往的壓力情況。不同於前幾個步驟，這次請從客觀的角度看待當時的情況，以數字描述那時感受到的壓力程度後，與前面給出的壓力程度做比較。

**8 現在，由你選擇**

客觀地看待情況後，你可以選擇該怎麼做。例如選擇安慰自己，或是若發現有反覆造成壓力的因素，也可以思考該如何應對。

## 照亮壓力的冥想日記

完成以上的冥想後，請記錄冥想的過程。當然，要百分百用言語如實表達並不容易。正在寫這本書的我也是抱著「希望大家讀完本書後能親自體驗一下」的心情所寫。語言和文字很難如實傳達一切，但是把經驗記錄下來依然非常重要。不做任何評判，藉由客觀地寫下冥想的經驗，可以再次審視冥想的過程，也能透過觀察當時的想法和心情，更加了解自己，使心情變穩定。

如果你還在考慮要以什麼方式記錄上述冥想，可以參考以下方法。不一定要一一回答這些問題，但是可以以此為基礎，像寫日記或與自己對話一般，按自己喜歡的方式記錄冥想的經驗！

## 照亮壓力的冥想日記書寫要訣

- 腦中浮現的壓力（如果是為某個人感到壓力，請寫下是因為對方的什麼言行而感到壓力）。
- 發生壓力時的情況（觸發壓力的因素為何？你對這個壓力有什麼想法？當時你產生了什麼感覺和情緒？當時你的身體感覺如何？）
- 你能不陷入當時的情境，客觀地覺察當時的感覺嗎？你將注意力集中到呼吸的感覺如何？
- 你將注意力擴展到全身時覺察到什麼？
- 擴展注意力並從壓力情境抽離後，以觀察者的視角觀察壓力的感覺如何？

- 陷在壓力情境時，以及用觀察者的視角看待壓力時，壓力強度的數值有什麼變化？
- 在這個壓力情境中，對你和其他人最好的選擇為何？壓力大的我最需要的是什麼？
- 若冥想後有發現或領悟什麼，請記錄下來。

在記錄照亮壓力的冥想經驗中，你可能會發現過去不了解的自己，並覺察到壓力如同扣下板機般爆發。你也能藉此掌握讓自己感到壓力的特定情境，例如，若有人大聲說話，不論對方說什麼你都會覺得很有壓力。你也可以知道在這種情境下身體的感覺如何，以及自己對這個壓力有什麼反應。

照亮壓力的冥想不只能讓我們重新體驗壓力情境，若持續記錄這個冥想的經驗，就能發掘自己的壓力觸發模式。覺察引發自己感到壓力的來源，以及受到壓力時身體會產生哪些強烈的感覺。覺察處在壓力下的身體和呼吸變化尤為重要，因為呼吸的變化和身體的感覺可以作為壓力警報器。平時練習呼吸冥想和身體掃描有助於感知壓力，讓我們在警報器被刺激的瞬間不會被壓力吞噬。

# 05 製作專屬的壓力處方

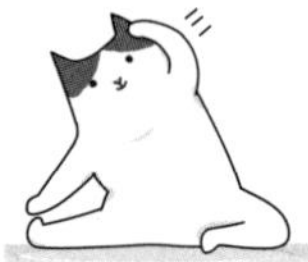

前面幾節帶大家進行了有效應對壓力的冥想，但是你也許會想：「我的壓力這麼大，只是靜靜坐著能消除多少壓力？要解決壓力啤酒才是最棒的！」或是「我只有吃辣才能馬上緩解壓力！」這一節就要來了解有助於舒緩壓力的活動。這些活動能讓你在感到壓力時發現自己真正所需，並且使心情變好。所以請積極參與！讀完這一節，你就可以製作出專屬於你的減壓方法。

大部分的人都如何緩解壓力呢？請回想一下你在受到極大壓力的日子裡都在做什麼。你也許會發現自己常常希望從外在得到安慰，而不是內在。許多人都是透過吃辣、吃甜點、暴飲暴食、攝取咖啡因或飲酒來消除壓力，或是找親近的人聊天，甚至沉迷電腦、手機、影片或社群媒體，藉此忘卻現實。這些活動確實可以讓我們的心情立刻變好。

但是每次心情不好就依賴某些東西其實並不

好。假設你是藉由喝酒解決壓力，在感受到壓力時，你可能會在沒有覺察的情況下開始喝酒，進而引發健康問題。然而，如果壓力來襲時無法喝酒會發生什麼事呢？無法消除壓力的你可能會感到更憂鬱且挫折。這裡並非指酒不好，而是從長遠的角度來看，依賴某種東西對緩解壓力沒有幫助。

還記得我前面提過「執著」的想法會增加壓力嗎？如果你在感受到壓力時，覺得非得要某個東西才能緩解壓力，代表你已經對該物品產生依賴，而這種依賴除了讓你成癮，選擇刺激性或脫離現實的手段也可能危害健康，或是反而更加受困於壓力之中。

因此，從事緩解壓力的活動時也要進行正念。正念冥想並非只是坐著冥想和觀察，也必須採取行動。透過處理壓力的冥想審視自己，獲得自己最需要的支援。在所有的過程中，都必須加入正念，這樣才能每時每刻地覺察，溫柔地照顧倍感壓力的自己。接下來，一起用正念來緩解壓力吧！

該怎麼做才有助於消除壓力呢？每個人的處方都不一樣，所以必須藉由觀察自己平時做什麼心情會好，並且感受當時的想法和身體感覺，例如嘴角不由自主露出微笑的感覺。藉由處理壓力的冥想擺脫壓力後，你可以選擇要更深入了解自己的壓力模式，還是先從事讓自己心情好轉的活動。但是如果不知道做什麼讓心情變好，你可能會不知所措。所以，從現在開始我們要一起尋找能讓你心情變好的活動。

## 來製作重整壓力的清單吧！

「重整壓力清單」裡記錄的是能讓處在壓力下的自己找回生機的活動。什麼活動能使有壓力的你心情舒暢、恢復活力呢？通通寫下來吧！最好選擇能及時處理壓力，且任何時候都能做的簡單活動。舉例來說，旅行或休假就不是隨時都可以做的。寫下越多活動越好，這樣才不會過度依賴某一種方法。首先，從平時就能讓自己有好心情的活動開始寫吧！

剛開始要列出很多活動可能有些困難，但是如果持續寫下去，也許能寫出幾十個。我建議最好寫三十個以上，寫得越多，你的壓力防彈衣就能越緻密。

## 活用重整壓力清單

如果你已經寫好了清單，請開始實踐吧！不要只做其中某一項，而是依據壓力程度嘗試不同的活動。在感受到輕微壓力時，可以先想想讓心情變好的事。透過照亮壓力的冥想客觀地觀察自己的壓力模式後，就能針對不同的壓力採取不同的措施。你會發現這和過往無意識的壓力反應不同，例如，你以前因為壓力而覺得身體疲憊，但是卻無法覺察，所以很難採取適當的措施。過去的你可能會藉由劇烈運動或喝酒等緩解壓力，但是身體疲倦時，這些無法讓身體休息的活動也無法舒緩壓力。然而，一旦透過短暫的冥想覺察到身體狀態不佳後，就能選擇相應的措施。

● **平時做什麼會讓你的心情很好呢？**

例如：看天空、散步、喝熱茶、看有趣的電影並盡情大笑、寫日記等。

1.

2.

3.

4.

5.

6.

7.

8.

9.

10.

### 哪些念頭會讓你心情愉悅呢？

不一定要做任何事，光是想想會讓心情變好的東西也能轉換情緒！這個方法在任何情況下都能使用，是非常容易實踐的好方法。例如：

- 想想今天吃什麼好吃的晚餐吧！
- 想像和喜歡的人或可愛的動物一起度過的幸福模樣。
- 想想自己喜歡的風景。
- 回想一下自己最開心或覺得最有意義的瞬間。

1. ______________________
2. ______________________
3. ______________________
4. ______________________
5. ______________________
6. ______________________

寫下這些想法時，你的心情變好了嗎？

● **你想嘗試哪些轉換心情的活動呢？**

如果不曾嘗試過，請從現在開始嘗試能讓心情變好的各種活動吧！嘗試新活動不僅能緩解壓力，也能讓你在面對壓力時變得更強大。例如：

- 尋找新的興趣並具體寫下來。
- 聯絡許久未聯繫的朋友。
- 運動到出汗的程度。
- 找自己喜歡的音樂來聽。
- 栽培植物。

1. 
2. 
3. 
4. 
5. 
6. 

將清單上的活動付諸實行至關重要。重整壓力清單必須要方便隨時拿出來查看，因為遇到壓力時可能會深陷其中，一時間想不出該做什麼才好，所以最好用手機將清單拍下來，並在多次實踐後，使用手機記事本整理並更新清單。這樣在遇到壓力的瞬間，這份最適合你的減壓處方將會成為一份最好的禮物。

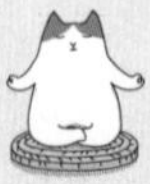

### 重整壓力清單的活用法

1. 緩解壓力的冥想：壓力應急冥想、照亮壓力的冥想等。
2. 從清單中選擇一項來實踐。
3. 實踐清單中的某一項活動後，將減壓程度數值化。
4. 持續實踐，根據不同壓力程度採取相應的活動。
5. 實踐活動的過程中一面修改清單內容，使之更符合自己的需求。

## 製作專屬自己的壓力處方！

現在開始製作自己的壓力處方吧！如果你能依循前述步驟用正念調適壓力，代表你已經擁有覺察並溫柔照顧自己的能力，那麼製作壓力處方就不困難。如果能做到以下的三階段固然很好，但是你也可以選擇從易於實踐的部分做起。例如，若你在晚上沒有時間做照亮壓力的冥想，那麼在感受到壓力時，可以先做壓力覺察冥想，再做重整壓力清單中的活動。請像這樣根據不同情況選擇合適的方法實踐。

- **緩解壓力的冥想**
  - 受到壓力刺激的瞬間→減壓冥想（第96頁）
  - 覺察到自己的壓力變大的時候→壓力覺察冥想（第98頁）
  - 審視殘留的壓力或過往為解決的壓力→照亮壓力的冥想（第106頁）

- **透過照亮壓力的冥想覺察自己的壓力模式後，選擇下一步**
  1. 完整感受壓力反應，直到身體的壓力反應結束為止
  2. 製作適合自己的重整壓力清單
  3. 將前兩項處理壓力的經驗記錄下來

- **消除壓力冥想日記：記錄處理壓力的冥想經驗**

  覺察並記錄自己處在壓力情境下感受到的想法、情緒和感覺。接著擴展注意力，客觀地觀察壓力情況，以及自己的壓力觸發器和模式，並記錄自己利用重整壓力清單的過程。

## 與壓力建立新關係

大多數人都想避免壓力，但是基於正念的理論，壓力刺激只是生活中的眾多經驗之一，不應評判其的好壞。生活在高壓環境中的現代人，只要活著就無法避開壓力，所以如果無法採取適當措施，壓力將會造成身心傷害。然而，請不要因為「壓力有害健康」而感到焦慮，客觀地將壓力視為各種經驗之一就好。

在感受到壓力時暫停並冥想，讓受到驚嚇的自己平靜下來，也可以用客觀的視角觀察自己，在做出無意識的反應前選擇停下來，掌握與壓力建立新關係的能力。結束與壓力的戰爭後，你甚至會有餘裕用好奇心再次審視這些壓力。請實踐本章介紹的壓力應對方法，製作並運用屬於你的壓力處方吧！在壓力充斥的時代，這將會成為堅固的防彈衣，心園裡枯萎的葉子也會因此慢慢恢復生機！

● 專屬自己的壓力處方！

✓

✓

# CHAPTER 4

# 用冥想照顧自己

## 治療心靈花園裡<br>受傷的植物

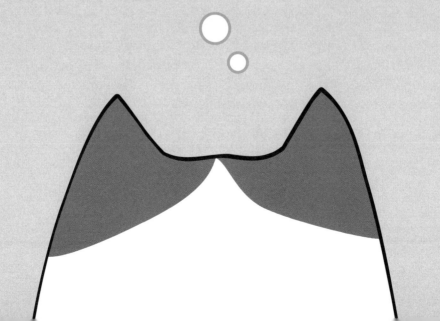

透過冥想審視內心後，日常生活中讓人心煩的因素以及內心長久以來的創傷一一浮現，就像在處理枯萎的葉子時，會好奇植物長不好的原因而四處看看有沒有雜草，或是根莖是否受損。唯有深入審視內心，才能好好照顧自己。

首先，請勇敢面對內心的一切，連負面情緒也要好好審視，這樣才能以適切的方式溫柔地照顧自己。在職業倦怠的泥沼中徘徊時，也請試試看本書介紹的冥想和日記法，希望你能一邊閱讀一邊審視自己的心，並坦率地記錄自己的心聲，進而更加了解並好好照顧自己。在此過程中，你可能會發現過去對自我的認知並不正確，或是領悟到之前的傷口已經導致心靈花園的植物根莖腐化，需要好好治療。藉由這本書，你將可以溫柔地關懷自己，治癒一直在等待照料的心靈花園。

# 01 覺察想法和情緒的冥想

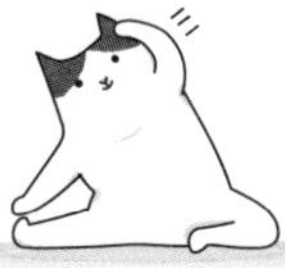

「我總是想太多，好想消除腦中雜念」、「即便手上有要緊事，也不斷想東想西」、「心情不好時會一直籠罩在負面念頭裡，一整天都開心不起來」，許多人都因為雜念和負面情緒出現上述心聲。前來學習冥想的上班族常說：「我的雜念太多了，希望透過冥想整理思緒。」這是僅次於「想消除壓力」最常見的理由。為什麼我們要想這麼多來折磨自己呢？有沒有能夠消除負面想法和情緒，並讓自己舒坦的方法呢？正念冥想有助於消除雜念嗎？

請先設定計時器，用一分鐘觀察自己的想法。

即使每天都被雜念轟炸，我們卻很少真正有機會靜下來觀察這些念頭及想法，所以在觀察時，你可能會訝異自己在短時間內竟會想到如此多的事情。或許你也會發現雜念接踵而來，因此不斷地想要消除雜念。

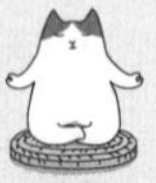

## 觀察自己一分鐘內的想法

1. 舒適地坐著，輕輕地閉上眼睛。
2. 慢慢深呼吸三次。
3. 請覺察自然浮現的想法。
4. 每當想法浮現時，請數「1、2、……」，看看共有幾個想法。
5. 計時器響起後慢慢睜開眼睛。

● 一分鐘速記

你產生了幾個想法？

當陷入某個想法時，你當下能覺察嗎？

觀察自己想法的經驗如何？

很多人以為冥想可以消除雜念，但是正念冥想的目的並不是去除雜念。雜念無法任意除去，相反地，你是不是曾經有越想消除特定的想法，該想法反而越強烈的經驗？正念是不做任何判斷，客觀覺察現在發生的事，讓我們在雜念出現時，覺察到「啊，有個想法出現了！」如果你在冥想過程中出現很多想法，並不代表你沒有冥想天賦。若你能在出現想法時覺察，就已經做得非常好了。

在一分鐘的觀察中，你產生了幾個想法？一天二十四小時我們會浮現多少想法？多數人平均一天會產生五萬個以上的想法，一個小時則會有超過兩千個雜念襲來。如果你想消除這些幾乎不停歇的雜念，那你可能會像玩打地鼠遊戲一樣，需要拿著槌子時刻保持高度警惕，並且在一個小時內用力揮槌超過兩千次，但這會讓你精疲力盡，所以請放下想消除想法的心態，選擇與不斷產生的雜念共存。

## 想法就只是想法，情緒也只是情緒

人的想法和情緒是由一連串因素相互刺激而產生。並非人與人接觸時才會產生各種想法，引發雜念和情緒的要素相當多，可能受到體內荷爾蒙、身體因素（身體舒適度和大腦狀態等）、過去的經歷以及由此產生的記憶和感覺、教育環境或文化、外在資訊等影響。仔細觀察自己的情緒就會發現，感覺、想法、身體的感受和欲望等彼此為相互影響。

想法和情緒相互影響，可能會讓人變得越來越負面，一旦陷入這個惡性循環中就很難客觀看待腦中浮現的想法——悲傷的想法會催生難過的情緒，難過的情緒則會引發負面的想法。此時如果不把兩者分開來看，很容易就會把「我很負面」當作事實，並且形成消極的行為模式。因此，我們應該回到存在模式，客觀地看待想法和情緒。

想法和情緒源源不絕，為了不深陷其中並維持心理健康，請練習將兩者分開看待，並留意自己經常產生的想法和情緒，以在想法和情緒變得太過強烈之前就覺察。「只是想法而已」——練習接受想法並不是現實，以客觀的角度看待想法，能讓自己不再痛苦。以下是有助於練習的咒語：「嗯，想法來了」、「這只是想法，不是真的」或「這只是我的大腦浮現的想法而已」。

## 思緒漫遊

那麼，難道什麼都不做（減少與他人的接觸）就不會胡思亂想了嗎？請回想一下當你什麼都不做，暫時坐著休息的時候情況如何？「天啊！為什麼我又東想西想，不知不覺過了一個小時？」這種情況不只發生在你身上，二〇一〇年，馬修・基林斯沃思（Matthew Killingsworth）博士以兩千多人為實驗對象，研究「思緒漫遊」（Mind wandering）的現象，他發現多數人在清醒時，超過四七％的時間都處在思緒漫遊的狀態之中。

## 預設模式網路

思緒往返於過去和未來，同時藉由想像不斷衍生出更多念頭。人在清醒時幾乎有一半的時間都如此度過。為什麼我們的心一直處在徬徨之中？就算什麼都不做或是注意力沒有被其他事物吸走時，位在大腦前方到後方中線下方的「預設模式網路」（Default mode network, DMN）仍持續地活躍。當此部位被激發，即使靜靜地待著，思緒仍會四處遊蕩。它佔用了大腦約六〇％～八〇％的能量，所以即使請假休息，一旦啟動預設模式網路，大腦也無法休息。這就是為什麼身體明明休息了，仍舊很疲憊。

## 拉住徬徨的心

賈德森・布魯爾（Judson Brewer）博士在二〇一一年發表了一篇有關冥想十年以上的人，在進行正念冥想時大腦的研究結果。思緒漫遊是因為預設模式網路過度活躍，所以即使靜靜休息，雜念也會不斷浮現。進行正念冥想後，預設模式網路活躍度會下降，徬徨的心也跟著穩定下來。同時，大腦的能量消耗減少，讓我們得到真正的休息。另外，冥想時大腦也會停止編造故事，使人得以專注在當下。

冥想幫助我們覺察自己徬徨的心。即使不斷對自己說：「不要再瞎擔心了！」或「不要再想了」等，都無助於停止徬徨，隨時問自己：「我現在的心情如何？」或是「我的思緒飄到哪了？」反而有幫助。如果你覺察到自己正惶惶不安，請溫柔地邀請自己回到當下吧！

人不可能隨心所欲地控制心情，之前我也提過心情是各種因素影響下的產物。心情就像天氣一樣，即使你討厭下雨天，對著天空生氣，雨也不會停。你是不是也常常因為突然浮現的負面想法和情緒而生氣呢？我們無法控制來來去去的念頭和想法，但是可以與它們建立新的關係，客觀地看待它們，再選擇該如何行動。

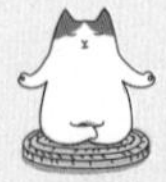

## 覺察想法和情緒的「巴士冥想法」

現在，一起來實踐覺察想法和情緒的冥想吧！這個冥想的目的絕對不是消除想法和情緒，所以請不要因為在冥想過程中浮現許多想法就自責。當想法浮現時，最重要的是覺察。請將一〇%左右的注意力放在呼吸上，並覺察想法。呼吸有助於連結身心。

1. 以冥想姿勢坐著並閉上雙眼，緩慢地呼吸幾次。
2. 在呼吸的同時，覺察心中浮現的想法和情緒。每當有想法或情緒湧現時，請告訴自己：「我產生想法／情緒了」或「想法／情緒出現了」等。
3. 想像自己是「公車站」，浮現的想法或情緒則是「公車」。只要迎接進站的公車，再目送它離開就好。
4. 如果還是會不斷評判想法和情緒，請為每個想法和情緒取名為「一號公車」、「二號公車」並觀察公車的情況。
5. 你不能乘坐或尾隨公車，也不能讓不滿意的公車停在公車站。不論出現什麼公車，只要在進站時想著：「車來了」，出站時想著：「車走了」，當覺察到自己想要搭上公車時，請提醒自己：「啊，我是公車站啊！」
6. 不要分析想法或情緒，也不要把注意力放在上面。想法或情緒浮現時只要看著就好，退去時則要毫不留戀地放下。如果下一個想法或情緒沒有湧現，就靜靜地停留在沒有想法或情緒的狀態。
7. 慢慢呼吸，並輕輕地睜開眼睛。

掃描QR Code
進行冥想練習

## ●記錄你的「巴士冥想法」體驗

每次浮現想法／情緒時你都能覺察嗎？

你湧現了哪些想法／情緒？

把自己想像成公車站，並將想法／情緒想成公車的感覺如何？

在覺察想法／情緒的過程中，你領悟到什麼？

除了進行巴士冥想之外，在日常生活中覺察內心也很重要，為了覺察自己平時的想法和情緒，請寫下想問自己的話。

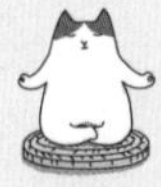

## 客觀看待心情的「天空冥想」

覺察當下的想法和情緒後，可以透過「天空冥想」觀察其變化。請將你的心想像成天空，並將浮現的想法和情緒都當成雲彩。觀察並不是要你把焦點放在想法的內容上，如果專注在內容上會很容易陷入其中。請退一步並站在客觀的立場觀察。冥想時會因為一心想達到完美而遠離當下，因此請務必記得客觀地觀察自己的心。

1 以冥想的姿勢坐著，閉上雙眼，緩慢地呼吸。

2 試著將內心想像成天空，並將心中浮現的想法和情緒當成雲彩。像是坐在長椅上望著天空般，遠遠地看著自己的心。天上的雲朵不斷集結，有時會變成烏雲，有時會被風吹走，請客觀觀察如同雲朵般湧現並消失的想法和情緒。

3 不須專注在想法和情緒的內容上，只要靜靜看著就好。如果陷入某個想法，請覺察並放下，重新靜靜注視自己的心。

4 現在將注意力帶回呼吸上，慢慢地呼吸，並輕輕地睜開眼睛。

● 心靈天空冥想日記

如同坐在長椅上仰望天空般凝視內心的感覺如何？

你能分別看待想法和情緒嗎？如果很難做到，你有辦法覺察自己陷入什麼之中嗎？

請寫下進行心靈天空冥想後的發現或領悟。

藉由觀察心中浮現的想法和情緒，你會發現自己不停地附和它們，並且訝異原來自己的內心這麼多話。如果無法客觀看待想法和情緒，就會產生各種質疑。一旦覺察到持續變化的想法和情緒，你可能會質疑：「嗯……既然自己無法控制，還能稱之為『我的』想法和情緒嗎？」希望大家能親自體驗並持續實踐觀看想法和情緒的冥想。

## 冥想筆記

每個人都希望消除雜念，但是只要活著，雜念就會不斷產生。即使不做任何事，只要預設模式網路被觸發，我們就會開始胡思亂想。不僅是你，大多數人在清醒時，有一半以上的時間都處在心理徬徨的狀態。冥想可以降低預設模式網路的活躍度，減少瞎操心的程度，也能幫助你及時覺察相互影響的想法和情緒。重點在於要能持續實踐上述冥想。另外，在日常生活中也應經常自問：「我現在在想什麼？」這能幫助我們在陷入想法和情緒時回到當下。

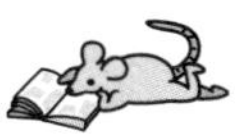

# 02 面對負面情緒的冥想

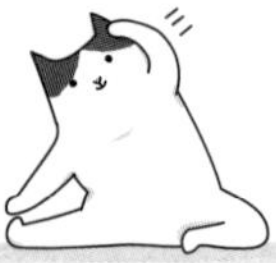

前一節聚焦在腦中浮現的想法和情緒，你應該已經體會到人腦中雜念的龐大程度，同時也可能注意到自己常被負面想法所困住。即使想消除消極的想法和情緒，也往往難以隨心所欲，因此很多人尋求冥想的協助。進行冥想就能幫助我們消除負面情緒，並且不被情緒困住嗎？這一節將介紹能處理負面情緒的冥想。

## 傾向負面思考的大腦

透過觀察想法，你可能會發現原來自己是如此消極的人。然而，不只是你，一般人每天浮現的五萬個想法中，約有八〇%是負面的，且有九〇%是前一天消極想法的延續。為什麼我們會重複想著負面的事情呢？因為人的大腦傾向於負面思考。那麼大腦又為何會執著消極的思考呢？因為負面的經驗、資訊和情緒等，都與生存息息相關。在原始時代，為了在威脅生命的野獸和天災中求生，人類必須對負面情緒敏感，所以人類大腦本能地認為僅有生存才能幸福，而重視生存的生理系統也延續至今。

現代人雖然不像過去一樣受到生命威脅，但是仍然時時感到焦慮的原因，就是比起正面的訊息，大腦對負面資訊反應更敏感且更快。如同前面章節中提到人類在發現負面資訊後，杏仁核會在不經確認的情況下就響起警報。另外，比起正面的經驗，負面經驗對我們的影響會更持久。對此，神經心理學家瑞克・韓森（Rick Hanson）在他的著作《大腦快樂工程》（*Hardwiring Happiness*）中表示：「我們的大腦像魔鬼氈一樣緊貼著負面經驗，而正面經驗卻如同不沾的鐵氟龍塗層一樣。」芭芭拉・弗雷德里克森（Barbara Fredrickson）也說：「黏在魔鬼氈上的負面情緒，要經歷三次的正面經驗才能清除。」

## 如何因應消極的想法和情緒：放大、壓抑、逃避、忽略

你如何看待負面想法和情緒？許多人會放大這些想法、奮力解決，或是不想面對而壓抑等。如果持續聚焦在消極的想法，無疑是火上澆油。越是在意負面的事物，消極的情緒和想法就會越來越多，令人深陷其中。即便選擇奮力解決，注意力同樣也會聚焦在負面想法上。如果將負面情緒和想法視為問題，鞭策自己找出原因並努力解決，反而會使負面情緒更加高漲，最後陷入消極的情緒之中。

另外，也有很多人選擇逃避或壓抑，前面已經提過壓抑或忽視負面想法和情緒並沒有幫助。或許

你也曾經告訴自己去擺脫某個想法，或是停止感受某種情緒？然而，越是想逃避，就越容易想起來。消極的想法和情緒讓人痛苦，因此想逃避痛苦是人類的本能，畢竟要和痛苦一起生活實在太辛苦了。

人類的壓抑和逃避會以各種形式呈現。例如不想面對負面情緒而埋頭工作、強行改變現狀，或是因為不願接受生活中出現的負面情緒，所以選擇看電視或專注於自我成長。這些行為都是為了逃避痛苦，而將注意力轉向其他地方。明明痛苦就在眼前，逃避者卻閉上眼睛假裝沒看見。雖然透過逃避，我們可以暫時停止負面的想法和情緒，但是它們卻不會因此消失。

壓抑和逃避負面情緒不僅沒有幫助，還會產生副作用，我們會對所有的情緒都變得很遲鈍。沒有任何事物能再讓我們感到開心，生活會因此變得枯燥乏味，壓抑的情緒也可能因為某種契機突然爆發。即使我們將「負面情緒」從電腦桌面上刪除，也只是讓它暫時從桌面上消失而已，並可能因為不小心點到，就如同火山般噴發。

我因為過勞而暈倒時，覺得自己的人生已經結束了。在那之前，我總是為了工作而壓抑負面情緒和想法，所以當我開始思考自己為什麼會過勞時，負面情緒便一發不可收拾。當時，我越想解決，火勢就越大，所以我選擇逃避，我沉迷於閱讀、看電影和睡覺。每當睡得不錯或是看了喜歡的書和電影時，我能感受到自己在成長，但是這種感覺只是暫時的，如果回到現實，我就會再次感到恐懼和焦慮。當時我的身心都處在疲憊的狀態中。我也曾告訴自己要想想值得感恩的東西，但是往往只會覺得沒有什麼事情值得感謝，這樣的狀態一直持續到我面對負面情緒為止。

## 消極的想法與情緒，其實正在幫助我們

過去的我非常討厭負面想法和情緒。我強壓住的情緒像火山一樣爆發後，我才驚訝地發現：「原來樂觀開朗的我其實很黑暗！」這些消極的想法和情緒就如同疼痛的身體一樣，會向我們傳達警訊、訴說未被滿足的需求，並幫助我們做出改變。

你認為一定要消除負面情緒才能獲得幸福嗎？遺憾的是，人只要活著就會不斷產生消極的想法和情緒，不可能完全清除。其實，我們有能力決定如何面對負面情緒，甚至可以選擇接近負面情緒。這並非要你鞭策自己立刻解決負面情緒，而是希望你嘗試與自己對話。唯有選擇接觸負面情緒，才能了解自己的心，並且有機會治癒自己。

## 感受到什麼情緒都沒關係

消極的想法和情緒會帶來痛苦，擱久了會化膿，所以每次出現負面情緒時，最好都能好好面對。感受負面情緒是擺脫痛苦的第一步。初次面對負面情緒時可能會感到害怕，但是請拿出勇氣，並放下「我感到嫉妒，難道我是很壞的人嗎」等對負面情緒的評判，同時帶著想了解負面情緒的好奇心面對。你也可以對自己說：「不管現在有什麼感覺都沒關係，不論感受到什麼情緒，我都能面對。」

## 客觀看待情緒的第一步：標籤化

當負面情緒浮現時，腦中會出現相關的場景以及讓我們受傷的話語，使杏仁核響起警報，並引起許多身體反應。這時，我們可以做的是標籤化（Labeling）——先為浮現的情緒命名，能讓因負面情緒而熊熊燃燒的杏仁核冷卻，使我們得以將自己和負面情緒分開，客觀看待負面情緒，如此一來就不會被情緒所左右。

那麼，該如何為情緒貼上標籤呢？可以使用恐懼、悲傷、焦慮等單字來表達，但是請注意，如果將情緒取名為「我害怕」或「我難過」，就無法將自己和情緒分離，這會讓我們認為「我＝恐懼」或「我＝悲傷」。請記得，情緒並不是你。你也可以用句子來標籤化情緒，例如「這就是焦慮啊」或是「我正在經歷悲傷」等。

## 用身體感受負面情緒

為情緒命名後，該如何面對這個情緒呢？一般人通常會想用頭腦分析情緒，然而，在產生負面情緒時，荷爾蒙會引發身體反應，所以全身都會感受到情緒。如果平時持續練習身體掃描冥想，就不難透過身體覺察自己的情緒。用身體感受情緒，就能看見更真實的自己！

根據大腦科學家吉爾・波特・泰勒（Jill Bolte Taylor）的「九十秒法則」，情緒帶來的化學物質在九十秒內就會從血流中流失，但是多數人有時卻會因為情緒而病倒好幾天，這是因為他們選擇抓住這些情緒，並且反覆回想引發情緒的念頭。試著感受情緒的化學物質在體內流動循環，並告訴自己：「我的身體正在經歷負面情緒。」同時專注在感覺上，這樣腦島和前額葉就會開始工作，使人冷靜下來客觀地看待情緒。不再被情緒左右，就有能力做出更好的選擇。

注意身體的感覺時，即使什麼都沒感受到也沒關係，只要專注在身體的感受上就不會讓自己被情緒所吞噬。那麼，具體而言該怎麼做？當然沒有正確答案，如果你覺得茫然，可以先看看感到緊繃的部位。你也可以觀察呼吸的變化、胸口的緊繃程度和心跳。如果你覺察到不舒服的感覺，請先暫時把注意力拉回到呼吸上，心情恢復後再重新去感受身體。只要秉持好奇，帶著溫柔和平靜的心，藉由身體接觸情緒就好。

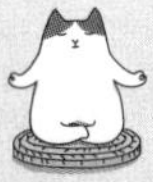

## 觀察並面對負面情緒的冥想

觀察負面情緒就像進入熱氣騰騰的浴缸一樣，如果一下子進入熱水中，一定會被高溫嚇一跳，皮膚也會變紅。我第一次面對負面情緒的感覺就是這樣。如果你像我一樣一開始就想馬上就解決最難受的情緒，那麼你也會如同跳進熱水般被嚇得馬上跑出來。這樣一來，你也許就不會想再面對情緒了。因此，觀察痛苦的情緒前，首先要檢查溫度，試試看自己是否可以接受水溫，再一步步小心踏進去。一旦習慣水溫，就能感受到溫暖。

**步驟1：回想產生負面情緒的經歷**

1. 以冥想姿勢坐著，輕輕閉上眼睛，放鬆地呼吸幾次，緩解緊張。
2. 回想不愉快或產生消極情緒的經歷，請先不要想太痛苦的事，先回想可以輕鬆面對的事。如果在回想時有被情緒淹沒的感覺，請隨時跳出來。
3. 回想的過程中，你產生什麼樣的想法和情緒呢？請觀察看看，並問問自己：「我現在浮現什麼想法，我體會到什麼情緒？」

**步驟2：標籤化：為情緒取名字**

4. 情緒命名。感受各種情緒時，請為感覺最強烈的情緒取個名字。不須刻意取很精準的名字，只需要用「這是焦慮」或「這是憤怒」等簡單的名稱來迎接情緒就好。

**步驟3：用身體覺察並觀察情緒**

5. 進行身體掃描，用身體感受情緒，並覺察身體哪個部位能感受到情緒。
6. 「我現在正覺得不安」、「來觀察自己的憤怒吧」，請帶著好奇心感受身體的感覺和變化。如果有負面情緒湧上心頭，使你想逃開或動搖平靜的心情時，請暫時將注意力轉回到呼吸上。恢復平靜後，請再次開始探索身體的感覺。

**步驟4：與負面情緒共處**

7. 注意看看有沒有哪個部位感覺特別強烈？你有同時感受到負面情緒嗎？如果以上皆是，請一邊溫柔地呼吸，一邊想像呼吸的氣息進入該部位。放下想要消除強烈感覺的心。停留在此感覺中，慢慢地呼吸。吐氣的時間要比吸氣長，這樣有助於鎮定。

8 客觀看著情緒的變化。

### 步驟5：回到當下

9 強烈的感覺減弱後，將注意力擴展到全身。

10 慢慢呼吸幾次，你可以問自己：「我現在的狀態如何？」

11 結束冥想，輕輕地睜開眼睛。

你回想到什麼事情？

回想的過程中產生哪些想法和情緒？

為了不被負面情緒左右，你有幫情緒命名嗎？你為負面情緒取的名字是什麼？
請寫下命名後的感受。

你身體的哪個部位感受到情緒呢？那個部位如何感受到情緒？
例如：緊繃、僵硬、發麻等。

你能和強烈的感覺共處嗎？湧上討厭的情緒時，你如何反應？

用身體感受負面情緒並與之共處的經驗如何？

面對負面情緒的冥想經驗：

## 冥想筆記

我們面對討厭的情緒會選擇壓抑或逃避，但是負面情緒不會因此消失，反而會加深，使得問題依舊無法解決。身體能夠感受情緒，所以我們可以藉由身體的感覺接觸負面情緒。在觀察負面情緒時偶爾會感到害怕，請帶著好奇和溫柔的心客觀看著就好，沒有任何不對或錯誤的情緒，你感覺到任何情緒都沒關係，只需用身體去觀察真實的情緒即可。放下想去解決負面情緒的心，用身體的感覺去感受情緒吧！

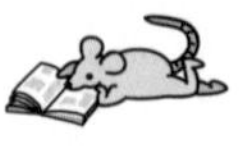

# 03 照顧疲憊心靈的冥想

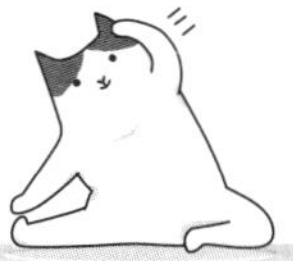

再次重申——「情緒會經由覺察而消失。」但是如果急著消除情緒，反而會產生反效果。用身體感受負面情緒的意思，就是客觀看待真實的情緒，我們有能力和負面情緒共處，並擁抱負面情緒。請想想當你最愛的人受苦時，你如何幫助對方？想必你會在身邊陪伴他吧！請用如此溫柔地方式照顧自己的心。

## 將危機視為轉機

當事情無法如願以償時，常常會浮現誘發痛苦的負面情緒。比起面對負面情緒，喝一罐啤酒或看電視更容易讓人心情舒暢。但是人的欲望無窮，隨之而來的各種情緒帶來痛苦。改變外在環境或條件無法解決內在的問題，因此請藉由審視並擁抱內心，以接近、觀察並了解負面情緒。當痛苦浮現時勇於面對並觀察它，將給予我們重獲自由的機會。

## 進入治癒的大門

這一節要介紹的冥想，可以讓你看見今天一整天浮現的負面情緒。我從學生時期開始就會寫寫雜記，一直到現在都維持這個習慣，我會在雜記中寫下痛苦的情緒，以及引發這些情緒的狀況。所以，我原以為自己有好好地面對負面情緒。我暈倒後，也試著把痛苦寫在紙上，但是負面情緒不減反增。周圍的人安慰我也沒有用，我陷在深深的悲傷中，看不到情況好轉的跡象和希望，這讓我很絕望，也非常害怕繼續這樣活著。

從那時候開始，我告訴自己，如果沒有人能安慰我，我應該自己安慰自己。我開始在每天晚上回顧當天浮現的難受情緒，照料自己的內心。剛開始我覺得非常奇怪，甚至懷疑是否真的需要這麼做，但還是決心試試看。每天持續照料自己，慢慢地我對負面情緒的排斥感減少了，感覺就像見到了住在我身體裡的痛苦室友。在不過度逃避或勉強自己的情況下，我與一直受到忽視的室友開啟了真誠的對話。我進入了治癒的大門。

終於，我在內心和痛苦見面。「我能做的好嗎？我現在做的對嗎？」雖然剛開始會有很多質疑，但是請相信自己，我們每個人都有治癒自己的力量，而面對痛苦是治癒的第一步。佛陀不僅沒有趕走來訪的魔羅（惡魔、內心衝突），還招待他喝茶，並與他聊天。請你也想像一下與自己的內心痛苦和負面情緒喝杯茶、說說話的畫面，將會使你的心舒暢一些。

## 自我疼惜

「憐憫」是希望正在遭受痛苦的人能夠擺脫苦痛的心，與「同情」的意思不同。如同看見正在受苦的人，尤其是對自己來說重要的人，我們會想主動伸出援手。既然如此，也請用這份憐憫照顧自己。自我疼惜（Self-compassion）為生活帶來的助益已透過無數研究證實。克莉絲汀・娜芙（Kristin Neff）和克里斯多弗・葛摩博士在他們的著作《自我疼惜的51個練習》（*The Mindful Self-Compassion Workbook*）中表示：「自我疼惜是練習在我們最需要的時候成為自己內心的好朋友，而非敵人。」

## 每天晚上，照料自己的內心

每天晚上請都回想一下今天一整天所經歷的痛苦，像親切的朋友一樣，觀察自己痛苦的心情。照顧自己疲憊的心，就能溫暖地結束一天。如同前述，在回想痛苦的情境時，請為浮現的情緒命名，並用身體感受情緒。

### 步驟1：觀察負面情緒

1 **回想誘發負面情緒的情況，並問自己：**「現在感覺如何？我體會到什麼？」

2 **標籤化：為情緒取名字。**請將情緒取名為「這就是孤獨」或是「我正在經歷悲傷」。

**3 敞開心扉，感受因情緒而生的身體感覺**。我們可以透過身體感受到自己的心。強烈的情緒通常也會引起強烈的身體反應。請問問自己，現在身體出現了什麼反應？身體的哪個部位感覺最強烈？身體的感覺如何變化？可以將這些感覺寫下，有助於觀察感覺的變化。覺得快被情緒淹沒或感到疲憊時，隨時都可以把注意力轉回到呼吸上。

## 步驟2：與負面情緒共處

**4 溫柔地與負面情緒共處**。透過身體的感受覺察負面情緒後，請用溫柔的心和負面情緒共處吧！在覺察到情緒變化時，你可以告訴自己：「原來這是負面情緒啊！」也許你會因此評判：「怎麼會浮現這種情緒，我好糟糕」或是「好討厭這些情緒」。請覺察自己對情緒的評論，溫柔地觀察並問問自己在評判時有什麼感覺？身體的感受有變化嗎？你能和這些情緒和感覺共處嗎？請別忘了，如果感到疲累，隨時都可以把注意力帶回呼吸上。

**5 停止評判，靜靜傾聽**。如果你是父母，會如何對待自己呢？跟朋友說傷心事時，要是對方還沒聽完就一味指責你，你還會想再和他訴苦嗎？對待「負面情緒」這位室友也一樣，一旦你開始評判它，說不定會再次失去與它對話的機會。向父母訴說心事時，你期望他們有什麼回應？你希望他們評判你嗎？還是面無表情地敷衍了事？你應該會希望他們用溫柔的眼神說：「發生了這種事？你很傷心吧！」同時靜靜地傾聽吧。

所有諮商方法的基本都是傾聽且不做評判。對待負面情緒亦同——不要評論，傾聽就好，試著成為自己的諮商師。我們會對能讓自己坦然地將心情全盤托出並完全接受自己一切的人產生安全感，且願意敞開心扉。你也可以馬上成為那個人，做自己的摯友，陪在受苦的自己身邊。

**陪伴自己的魔法咒語：**

- 共處（例如「我在這裡」、「我陪著你」、「我讓你依靠」）。
- 停止評判、用心傾聽（例如「你說什麼我都會聽」、「原來如此」、「浮現這種情緒是人之常情。」）。

接受不完美的自己就是正念。不要評論情緒，與之溫柔共處，不再勉強自己接受。溫柔地注意並覺察痛苦的情緒，心情就會平靜下來，自然而然就能接受這些情緒。無論與情緒共處的過程如何，只要努力，一定能夠覺察。雖然靜靜地陪伴自己時心裡很踏實，而有時候也需要更積極照顧自己。

## 步驟3：照顧自己的心靈

世界上真心希望你健康、幸福且成功的人是誰？誰最了解你的痛苦？與你最親近且二十四小時都在一起的人又是誰？不是別人，就是你自己！在照顧心靈的時候，要想像自己在養育著自己。當父母無法用適合的方式養育孩子時，孩子的內心就會受傷。試著審視自己需要怎麼樣的安慰，以真正能夠療癒內心的方式來照顧自己。

照顧自己也被稱為自我親職（Self-parenting），也就是成為自己的養育者，把經歷痛苦情緒的自己當成孩子。該怎麼做才能讓孩子感到安全呢？根據依附（Attachment）研究，當照顧（Seen）、安慰（Soothed）和安全（Safe）的需求被滿足時，孩子就會感受到穩定的愛。因此，先從陪伴自己並且安靜傾聽開始吧！知道有人陪伴並理解自己，想想就覺得很踏實吧？

6 **開始照顧自己的心靈**。請先問問自己：「現在的我真正需要什麼？」這個提問除了自我疼惜之外，也能讓我們藉此釐清自己現在需要的照顧，適時給予自己真正所需。想要完全接受自己的情緒往往很困難，因此在感受到負面情緒時經常會不自覺地責怪自己。然而，在面對負面情緒的過程中，漸漸地就能接受各種情緒。

如何照顧自己的心靈？寫下你現在可以做到的事，例如：

- 把手放在肚子上慢慢呼吸。
- 將手放在緊繃的肩膀上並用安慰的話撫慰自己。
- 畫出珍惜自己的人，親切地擁抱自己的樣子。

## 「自我親職」的要訣

### 1 用觸覺安慰自己

那麼，我們該如何安慰疲憊的自己？許多人會以擁抱或撫摸背部來安慰受傷的人。觸覺會使人分泌催產素，讓照顧系統更活躍，同時感受到平靜和安定，對自己更加寬容。只要把手放在自己的身體上，溫暖就會加倍，所以請將手輕輕放在感受到強烈情緒或緊繃的部位，就像安慰疲憊的朋友時輕拍他的肩膀或緊緊握住他的手一樣。溫暖的陪伴可以緩解緊繃的身體，但是做不到也沒關係。有時即使向朋友傾訴疲憊的心情，內心仍無法平靜，即便如此，內心還是會充滿感謝。在用觸覺安慰自己時，可以一邊把手放在自己的身體上，一邊輕輕地呼吸，並在吐氣時放鬆。

### 2 對自己說最療癒的話語

遇到困境時，有沒有什麼話語能讓你感到安心？如果有人安慰你，哪些話語最能撫平你的心呢？「這應該很讓人傷心吧！如果是我，我也會很難過」像這樣站在自己的立場說出來的話語，多半會讓人得到安慰。溫柔地對自己說「好好放鬆吧」也很有效。但是請不要渴求或執著於「放鬆狀態」。然而，經常有人會以「沒關係」安慰自己和他人，不過這句話有時候反而會造成反效果。因此，在遇到困境時，請想想如果是親密的人在經歷你的痛苦，你會說些什麼話安慰他呢？

### 3 誰能帶給你安慰？

有人能夠照顧並保護你嗎？請回想一下那個人的臉。他的聲音聽起來如何？他在安慰你時，你身體的感覺是否有變化？你能感受到舒適和安慰嗎？或是也可以想像那個人是未來的自己，強大且充滿智慧。

### 4 帶來撫慰和安定的事物

請想想可以療癒自己的所有事物。擁抱或撫摸寵物、蓋上溫暖柔軟的毯子、喝杯熱茶等，你可以在冥想結束後嘗試這些活動。在做完照顧心靈的冥想後，品嘗一杯熱茶，想想就覺得好溫暖！

## 步驟4：審視內心，照顧情緒

一個人真正的情緒可能隱藏於表面情緒之下。例如，過人行道時如果突然有車子衝出來，有人可能會生氣地大聲喊叫，並斷定自己感受到的情緒是「憤怒」。然而，如果審視憤怒之下的真正情緒，會發現是因為「車子突然衝出來而嚇了一跳」，所以真正感受到的情緒其實是恐懼，源自於不安全感與擔心。溫柔地照顧自己能讓心情變得平靜，進而能夠坦誠地與真實的情緒對話。

一開始很難馬上覺察自己真正的情緒，而參考馬斯洛（Abraham Maslow）的需求層次理論將會有所幫助，因為安全、愛和認可是每個人的基本需求。憤怒的情緒透過充分的自我照顧平息後，可以問問自己：「憤怒是我真正的情緒嗎？」如果發現憤怒底下藏著的悲傷，請重新為情緒貼上標籤，並透過身體的感覺感受悲傷。

如果因為不安全感而害怕，請安慰自己：「我會盡全力保護你的！」或是無法得到愛和認可，並因此感到悲傷時，請自己愛自己！突然要你愛自己可能很難，但是如果反覆練習「愛真實的自己」以及「認同真實的自己」等照顧心靈的冥想，你將學會接受真實的自己。若你開始對自己說：「我愛自己所有的樣子」時，代表你在理解並照顧自己的同時，累積了對自我的愛和信任。

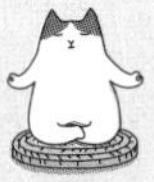

## 輕撫我心的冥想

現在，一起用冥想照顧心靈吧！

### 步驟1：回想產生負面情緒的經歷

1 回想誘發負面情緒的情況（先從程度輕微的負面情緒開始）。

2 標籤化：為情緒取名字。

3 敞開心扉，感受因情緒而生的身體感覺。

### 步驟2：與負面情緒共處

4 溫柔地與負面情緒共處。

5 停止評判，靜靜傾聽。

### 步驟3：照顧自己的心靈

6 用自己最需要的關懷照顧自己。

例如：以溫暖的手（觸覺）照顧自己、用話語安慰自己、想想照顧自己的人等。

### 步驟4：審視內心，照顧情緒

7 如果表面的情緒下藏有真正的情緒，請給予該情緒適切地關懷。

## 冥想筆記

照顧內心的過程就像泡熱水澡，剛開始我們總是以忙碌為藉口，不想花時間照顧自己。然而，照顧自己的目的並不是為了消除負面情緒，而是希望審視消極的情緒，所以請從容易處理的負面情緒開始，一步一步地浸入熱水中。請感受身體的感覺，溫柔地與負面情緒共處，並傾聽自己的心。一點一滴培養溫暖能量後，會開始習慣熱水的溫度，並感受到溫暖，這份溫暖能緩解全身的緊繃，讓心平靜下來。每天晚上或是疲憊的時候，請成為自己最好的朋友，好好地照顧自己吧！

# 04 面對焦慮和恐懼的冥想法

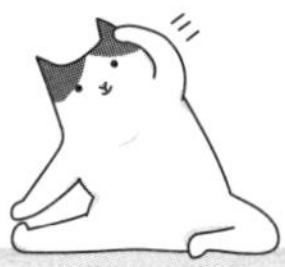

感到焦慮和恐懼的人越來越多。「我以後要怎麼生活？」「我在現在的公司能做到什麼時候？」「是不是只有我落後了呢？」在急遽變化的社會裡，一想到未來，我們總會感到擔憂、焦慮和恐懼。因此這一節將介紹處理焦慮和恐懼情緒的冥想，幫助你面對擔憂和害怕。

## 焦慮和恐懼為何？

首先來探討何謂焦慮和恐懼。恐懼是在人面對威脅時瞬間湧上心頭的害怕情緒，它的功能是幫助人類克服生存威脅，所以通常有具體的對象。另一方面，焦慮的對象則是未來可能面臨的所有威脅，如果你總是感到焦慮和莫名的不安，那麼有必要審視你的焦慮是否已經慢性化。焦慮若持續一段時間，緊張就會不斷累積，形成慢性緊張狀態。

一個人感到焦慮和恐懼的原因十分多樣。即

將面臨的威脅使心中的擔憂、不安和恐懼交互作用，進而加劇焦慮的程度。有時即使沒有明顯的跡象，我們還是會對未來感到不安，像是擔心得不到想要的東西、害怕失去擁有的東西，或是煩惱可能會遇到不如意的事。這些擔憂都來自於過度執著。然而，當心裡想著過去或未來時，更是最容易感到焦慮和恐懼，尤其是依據過去的經驗所形成的信念也會引起不安和害怕的情緒。

焦慮和恐懼往往是負面情緒的根源，像是害怕危險而憤怒、恐懼被拋下而悲傷。人類最大的恐懼是死亡，我們會擔心未來也是因為從根本上對生存感到不安。然而，即使現在已不同於生命時時遭受威脅的史前時代，人們卻更常因為「我」而感受到威脅。「別人會怎麼看我？」「如果我被拒絕該怎麼辦？」「我不想受傷」等，各種不安湧上心頭。

其實，感到焦慮和恐懼是很自然的事，適當的焦慮能幫助我們變謹慎，但是如果長期陷在焦慮和恐懼之中，就會發生問題。想想為了覓食來到草原上的鹿吧！一旦覺察到猛獸在附近，鹿就會拼命逃跑，但是順利躲過威脅後，牠的恐懼就會消失。然而，如果牠對猛獸攻擊的焦慮和恐懼太劇烈，再也不到草原上吃草而是一直躲著，那會怎麼樣呢？把所有注意力都集中在躲避猛獸上會讓牠再也看不到別的東西，焦慮和恐懼也會因此越來越大，甚至影響到生存。

將焦點放在逃避恐懼上，會使我們錯失新的挑戰和機會。鹿因為害怕再次遇到猛獸，所以不敢去草原上吃草，雖然這是保護自己的一種方法，但是一味逃避只會讓牠更加陷入恐懼之中，甚至深信自己每次去草原必定都會遇到猛獸。然而，到底會發生什麼事，牠要實際到草原上才會知道，也許下次再去草原時牠不會遇到野獸，甚至能一邊吃草，一邊欣賞蝴蝶。焦慮和恐懼阻止我們做新的嘗試，但是嘗試新事物才能真正擺脫恐懼。

焦慮和恐懼不僅阻礙了新的嘗試，在做選擇和決定時也會使人變得猶豫不決、選擇困難，進而推遲進度。「我做得到嗎？」「如果失敗怎麼辦？」這些想法阻礙我們前進。如果為了躲避恐懼而逃跑，就會把全部的精力用在逃避上，並因此筋疲力盡。你想要自己的人生都在逃避痛苦和恐懼嗎？還是即使害怕也要過自己真正想要的生活呢？請閉上眼睛，聽聽自己內心深處的聲音。

## 用「輕撫我心的冥想」面對焦慮和恐懼

即使會害怕，也要面對焦慮和恐懼。面對它們不代表阻斷它們，而是讓自己從害怕中站起來。然而，要在焦慮和恐懼的狀態下保護自己並不容易，所以我們應帶著好奇心溫柔地審視焦慮和恐懼，並在感到害怕時，用前一節介紹的「輕撫我心的冥想」來照顧自己。

### 輕撫我心的冥想日記

- 你能回想起感到焦慮和恐懼的情境嗎？在這種情況下，你是否可以不被雜念和情緒所困，為情緒取名字？

● 你能從身體的感覺覺察焦慮和恐懼嗎？觀察呼吸和身體感受時，你有什麼感覺？

---

● 你能溫柔地照顧自己嗎？當你不想面對自己或是開始自我批評時，你能夠覺察嗎？你可以寬容地看待這種情緒嗎？

---

● 在這種情況下，你最需要什麼？請寫下你如何照顧自己才能緩解並撫慰焦慮和恐懼。

例如：

- 擁抱自己，對自己說：「我一直都在」時最安心。
- 想想自己信任的人，想像對方感到不安時的樣貌。只要想到每個人都會焦慮，我就能得到安慰。
- 把手放在胸前，並告訴自己：「我現在正感到不安。這是因為我活著，所以才能感受到這種情緒。」

---

- 請記錄每次藉由冥想處理焦慮和恐懼的過程，並寫下自己感到焦慮和恐懼的情境，以及回想相關情境時產生的想法和反應。透過這個記錄，你將能發現你每次感到焦慮和恐懼時的共同點。

## 藉由身體的感覺處理焦慮情緒

這一節介紹了感到焦慮和恐懼時可以立刻嘗試的冥想法。感到焦慮時，身體可能會緊繃甚至顫抖；覺得恐懼時，心跳會加速。如果平時能夠持續練習身體掃描，將有助於覺察這些身體反應。

- **覺察並觀察呼吸**。覺察到焦慮和恐懼上升時，請將注意力轉移到呼吸上。焦慮時，呼吸可能會忽快忽慢，這時請慢慢做腹式呼吸，並觀察呼吸。
- **正念肌肉放鬆法**。利用「漸進式肌肉放鬆法」（Progressive muscle relaxation）放鬆全身的肌肉。如果能藉由身體感受覺察到焦慮，將有助於處理焦慮。首先要覺察的是因焦慮而緊繃的身體，並試著放鬆身體。常有人說「如果能放鬆，我早就做了！」沒有錯，對大部分的人來說要真的放鬆確實很難，所以才要藉由漸進式肌肉放鬆法，刻意讓各部位的肌肉先緊繃再鬆弛，去感受鬆弛的感覺。在讓肌肉緊繃時需保持五秒左右的微緊繃狀態。



## 漸進式肌肉放鬆法

1 坐著並讓脖子靠在椅背上，或是躺在墊子上，保持舒適的姿勢。

2 慢慢地呼吸，感受身體的感覺。

3 將注意力放在臉部和頸部，並感受緊繃感。進行腹式呼吸，並在吸氣後暫時停止呼吸，同時讓臉部和頸部保持五秒左右的微弱緊繃狀態。吐氣時，釋放讓你感到緊繃的能量。比較緊張和放鬆的感覺。舒服地呼吸兩三次，吐氣時，可以嘗試說：「舒服」或「放鬆」。

4 將注意力依序放在臉和脖子、手臂和手、肩膀、胸部、腹部、腿和腳，對其施加緊繃感再鬆弛。

5 最後慢慢呼吸三次，吐氣時放下全身殘留的緊繃。

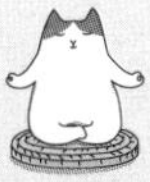

## 記錄焦慮

如果你會莫名感到焦慮，寫下焦慮也許會有幫助。不安有時會突然襲來，例如看到恐怖電影中灰濛濛的場景時，就會感到惶惶不安，可以試著寫下來，將焦慮具體化。

1 **寫下你現在感受到的焦慮：**「具體化焦慮」是處理焦慮的第一步，持續記錄將能發現自己的焦慮模式，了解自己是因為哪些想法而感到焦慮。

2 **分類焦慮和恐懼的情境：**達賴喇嘛說，「能解決的問題不必擔心。不能解決的事，擔心也沒有用。」我們應該將焦慮分為可以應對和無法因應的，如果可以解決就好好面對，如果無法應對則放下擔憂。

3 **寫下可以解決的焦慮，並依緊急程度排序。**

4 **寫下因應方法：**從重要且緊急的事開始，分析可能造成自己焦慮的狀況。想要一次解決所有的焦慮，可能會讓自己感到更多負擔和焦慮。請先寫下可以馬上實踐的具體內容，並親自去做。在解決焦慮的過程中，焦慮將會有所緩解。然而，在處理焦慮時仍可能需要面對變數，如果想著要控制所有的變數，則會加深焦慮。此時請告訴自己：「變數隨時都可能出現，盡全力應對當下的狀態，等出現變數時再看情況處理就可以了」，並放下「絕對不能出現變數」的執念。或是去想像最壞的情況，對自己說：「最壞的情況不過如此，還能比這更糟嗎？」同時從可以處理的部分開始做起。馬克・吐溫曾說：「在我的人生中，最壞的情況其實沒發生過。」

5 **寫下無法解決的焦慮：**生活中總是有許多不可控的情況，使得人們往往對自己的焦慮無能為力。此時，請寫下會引起自己不安的想法，客觀地看待並關心自己的焦慮吧！

## ● 焦慮記錄表

請寫下你感受到的焦慮

這之中是否有重要且緊急的事？請依重要程度排序

請分類你的焦慮

- 我能處理的焦慮

- 我無法處理的焦慮

針對你能處理的焦慮，寫下馬上就能因應的方法

- 對策①
- 對策②
- 對策③

你無法處理的焦慮為何？

請客觀看待無法處理的焦慮，並問問自己：「我真的無法處理嗎？」同時寫下自己的感覺：

請寫下你記錄焦慮的感想：

## 與焦慮和恐懼同行

每個人都會感到焦慮和恐懼，當你覺得焦慮或恐懼時，請寬容地對待自己，告訴自己這是人人都會有的情緒。我們往往是在受到批評或威脅時感到不安或恐懼，所以請在遇到這些狀況時溫柔地照顧自己。只要寬容地對待自己，就可以放下恐懼，並在新的挑戰中成長，因為嘗試新事物能讓視野變寬廣，並累積小小的成就感，產生自信。所以不要逃避恐懼，請試著過自己想要的生活，並活出自我。

人不可能永遠不感到焦慮和害怕，但是我們擁有在不安和恐懼中也能鼓起勇氣的力量。多數人在面臨新的挑戰時都會對未知感到恐懼，但是如果一直逃避，永遠就只能在舒適圈內生活。因此，就算害怕也要試試看，請抱著這種想法邁出第一步，你就會有所領悟和成長。

不安和恐懼令人非常痛苦，但是與其從一開始就躲開，不如好好面對，此時，「輕撫我心的冥想」將能幫助我們。在焦慮和害怕的情緒不斷上升時，請嘗試本節介紹的「呼吸觀察法」、「漸進式肌肉放鬆法」，以及書寫「焦慮日記」的方法，這些方法可以幫助我們具體化焦慮，並觀察自己是否有能力應對，同時客觀地看待無法處理的焦慮。焦慮和恐懼的情緒隨時都有可能湧現，只要照著本章提出的方法練習，我們就能一步步面對並照顧好自己。

# 05 用正念日記與自己對話

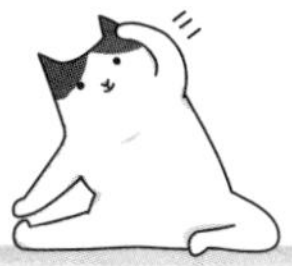

目前為止，我們進行了面對內心以及處理焦慮和恐懼的冥想，但是除了冥想之外，還有一種有助於觀察和照顧內心的方法，那就是書寫日記！日記通常是記錄當天發生的事，但是這裡的日記要寫的是關於內心的日記，用來幫助你認識自己，並與自己變親近。從今天起，每晚請藉由書寫內心日記來探索自己的心吧！

也許你會好奇，為什麼寫日記有助於認識內心呢？人可以透過表達想法和情緒消除負面情緒，但是在日常生活中表達情緒並與自己對話的機會並不多，而寫日記是非常簡單的方式，讓我們在書寫的過程中，漸漸產生探索想法和情緒的能力，還可以觀察自己的心靈花園裡有哪些雜草，或是有哪棵樹受傷了。剛開始可以寫一些今天產生的想法和情緒就好，慢慢地你會發現哪些特定的情境可能讓你產生某些想法和情緒，並因此更了解自己。

## 正念日記指南

寫正念日記的方法如下，可以和前一章「輕撫我心的冥想日記」一起寫。

### 步驟1：回想今天的情緒

打開日記本，自然的呼吸幾次。閉上眼睛，回想一下今天你想要處理的情緒來自何種情境。

### 步驟2：替感受到的情緒貼上標籤

冥想時不需要精確的情緒標籤，因為在寫日記的過程中可以更仔細了解這些情緒。通常在感受到負面情緒時，會用火大、煩躁、憤怒、悲傷等詞彙來表達，感覺到正面情緒時則會使用喜悅或快樂等詞彙。其實情緒的範圍很廣，表達情緒的用語也非常多樣。各位應該很好奇自己有什麼樣的情緒吧。參考下頁的情緒用語，寫出你感受到的情緒。了解並運用表達情緒的用語，有助於我們更明確且豐富地表達自己感受到的情緒。

● 各種情緒表達用語

人類基本上能感受到七種情緒，以下是以七種情緒為基礎的具體情緒用語。如果你有難以精確表達情緒的困擾，請參考下面的表格。由於版面限制，無法納入所有的情緒，若你浮現表格中沒有的情緒，請看看該情緒是屬於七種基本情緒中的哪一種吧！

| 喜 | 怒 | 哀 | 樂 | 愛 | 惡 | 欲 |
| --- | --- | --- | --- | --- | --- | --- |
| 高興的 | 煎熬的 | 淒涼的 | 快樂的 | 熱情的 | 討厭的 | 期待的 |
| 令人感動的 | 可惡的 | 令人擔心的 | 明朗的 | 純真的 | 厭煩的 | 殷切的 |
| 刺激的 | 不堪的 | 沮喪的 | 清爽的 | 深情的 | 可怕的 | 渴求的 |
| 令人滿意的 | 背叛 | 可憐的 | 歡快的 | 溫暖的 | 埋怨的 | 簡陋的 |
| 欣喜的 | 憤慨的 | 焦慮的 | 舒心的 | 有好感的 | 冤枉的 | 好奇心 |
| 自豪的 | 羞辱的 | 悲傷的 | 輕快的 | 感謝的 | 心煩的 | 後悔的 |
| 踏實的 | 失望的 | 孤獨的 | 充滿希望的 | 可愛的 | 內疚的 | 焦躁的 |
| 幸福的 | 殘酷的 | 憂鬱的 | 充滿自信的 | 渴望的 | 煩人的 | 不高興的 |

## 步驟3：用語言表達情緒，並充分感受情緒

此步驟的重點在於不要壓抑情緒，而是充分感受情緒，但是也請注意不要增加情緒，這是我剛開始寫日記時常犯的錯誤。如果你的負面情緒增加了，請覺察並放下。這個日記不是單純的記錄，而是充滿正念練習的內心日記，所以請持續用這種方式觀察自己的內心到底發生了什麼事。

在不放大情緒的狀態下感受真實的情緒，並告訴自己：「原來這就是悲傷啊！」或是「原來我受

到了委屈啊！」同時觀察身體的哪個部位能感受到這種情緒。在寫日記的過程中，如果你哭了，沒有必要勉強止住淚水，就讓眼淚自然地流下來吧！過去壓抑或忽視的痛苦情緒更需要你的關注，只要你能夠再次審視並感受，痛苦的情緒就會自然而然地流逝並消失。

## 步驟4：溫暖地給予自己需要的安慰和照顧

我在前一章提過，即使感受到同樣的情緒，每個人能得到安慰並恢復平靜的方法都不一樣，只有自己才最清楚自己的需求。請問問自己：「現在最能給我安慰的是什麼？我該怎麼做才能舒服一點？」你可以輕輕地拍拍自己，或說一些安慰自己的話。你是否曾受到極大安慰且心情舒坦的時刻？請將這個經驗記錄下來。

## ● 步驟5：閉上眼睛，感受並觀察負面情緒

在心情平靜舒坦的狀態下閉上眼睛，再次觀察內心對負面情境的反應，並記錄觸發負面情緒的因素。

消極的想法和情緒是由各種因素引起的，因此你需要觀察引發負面情緒的觸發器。觸發消極情緒的是他人的話語或表情嗎？還是你對無法改變的情況感到無力？一旦發現產生負面情緒的要素，請寫下來。經常寫日記能幫助你發現內心產生消極情緒的共同點，例如過去的經驗形成的刻板印象、錯誤信念，或是「犯錯的自己不值得被愛」等想法。

### 步驟6：試著找出被隱藏的情緒

請觀察被觸發的表面情緒下，是否藏有與之不同的真正情緒。隱藏在表面情緒下的真正情緒，通常與人類的基本需求有關。「本來想得到認可，但是沒能做到，所以很傷心」、「想得到安全感」等，請溫柔地問問自己是否有藏在背後的真正情緒。剛開始練習時，多數人都會覺得要發現真正情緒很困難，我也曾經如此，但是如果能發現自己真正的情緒，就能了解自己在缺乏什麼時會變得更消極。

### 步驟7：對自己表達感謝

請對發現真正情緒的自己，表達感激之情，並給予自己需要的照顧。

## 正念日記

- 回想一下是何種情境觸發了你今天的情緒？

- 在腦中的情境中，你感受到什麼情緒？請充分感受那份情緒，並用表達情緒的用語寫下情緒。
- 最能安慰你的是什麼？被安慰的感覺如何？
- 在平靜的狀態下，你是否找到了引發負面情緒的觸發器？有的話請記錄下來。
- 被觸發的強烈情緒下隱藏的真正情緒是什麼？如果你發現了真正的情緒，請感謝並溫柔地照顧自己。
- 將你每次找到的觸發器，例如特定的情境、言語或想法等記錄下來。

透過寫日記，我們可以發現某些特定的情境或信念會觸發負面情緒，以及因應而生的負面想法，這些都是心靈花園中的雜草，我們不應放任雜草繼續生長。如果你在步驟5中發現會引發負面情緒的想法和信念，請問問自己：「犯錯就不能得到愛嗎？」或是「有人一生中都不會犯錯嗎？那麼世界上還有誰能被愛嗎？」在提問的過程中，至今為止一直引發負面能量的雜草（刻板印象、錯誤的信念）自然會被拔除。

透過寫日記，我們能發現心中長久習慣的思考和情緒模式，這有助於阻止自己陷入這個模式。若能覺察到某個想法即將把自己拉近負面情緒裡，就能選擇先停止這個想法，避免自己陷入負面情緒的漩渦中。如果你想了解自己，請經常透過寫日記探索內心。接下來要來探討，為什麼同樣的思考和情緒模式會反覆出現，並帶各位探索過去的傷痛。

# 06 擁抱傷痛的冥想

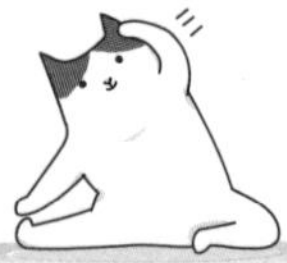

在練習觀察內心的冥想和寫日記的過程中，你將能夠覺察內心反覆出現的情緒模式，並看到過去傷痛所形成的情緒和思考模式。這些傷痛多半源於小時候與養育者的關係和互動。本章將進行回到過去，重新體驗情緒的冥想，讓我們一起發現並照顧心靈花園裡受傷植物的莖和根。

## 重複的情境和情緒模式

只要透過冥想和寫日記觀察自己的心，就能覺察重複的情境。這些會觸發類似想法和情緒的情境有很多種，就像人的內心有許多條迴路一樣。此外，在日常生活中，我們對自己的看法也有固定的模式。

一開始，請先覺察你就是那個最照顧自己的人，每晚練習審視內心，透過「輕撫我心的冥想」和「寫日記」發現自己的情緒模式和了解自己的思考模式。在觀察重複出現的情緒時，寫日記真的帶給我很大的幫助，只要翻開日記本，重複的情境和由此引發的情緒就一目了然。練習冥想以及在日常生活中保持覺察，也能幫助我們了解自己的心。

我們小時候與養育者的互動在潛意識造成巨大且深遠的影響，這些互動經驗不僅讓我們在特定情境下反覆產生某些想法和情緒，也形成了對自己的認同感。如果你小時候沒有感受到愛，就會認為自己是不值得被愛的人。當然，即使有同樣的經歷，每個人對情緒和經驗的詮釋都不一樣，也因此會形成不同的自我認同。

另外，周圍的人經常說的話，以及你在什麼樣的文化圈、接受哪些教育也會影響你的自我認同、思考模式，甚至是待人處世的方式和世界觀。小時候每天聽到「世界上沒有人可以相信」的孩子，長大後會怎麼看待其他人呢？雖然長大後的價值觀可能隨經驗改變，但是這些孩子往往需要更多時間才能對他人敞開心扉。小時候的經歷就像這樣在不知不覺中透過視覺與聽覺，烙印在我們的思考迴路中，直到長大都深受其影響。

## 冥想讓潛意識浮出水面

在進行冥想的過程中，潛意識可能會浮現到意識中，在這些意識之中，可能會重複看到相同的回憶。「我以為冥想會讓我平靜下來，沒想到反而有更多回憶在我的腦中打轉，難道是我的冥想方式錯了嗎？」請不用擔心，冥想是觀察並認識自己的過程，冥想時反覆浮現過去的事件，是因為潛意識中與該事件相關的情緒尚未消除。透過冥想，需要我們關心或理解的情緒才得以浮出水面。

過去的傷痛浮現後，才有機會照顧受傷的自己。在冥想時覺察重複出現的情境，用身體感受由此產生的情緒，這個過程提供我們洞察潛意識傷痛的機會，並軟化心中僵固的想法和情緒模式。如果能透過冥想意識到潛意識中的傷痛，你就能像在顯微鏡上觀察內心一般，看見心中的一切。

## 重新體驗過去的傷痛

透過冥想可以讓你重新體驗過去，找到今昔引起負面情緒的相似情境。你也許會質疑：「為什麼要回到過去？」因為潛意識的傷痛大部分是在兒童時期形成的，反覆浮現的負面情緒大多也與童年的受傷經驗有關。進行冥想時，如果旁邊有孩子哭得很傷心該怎麼辦？即使安慰孩子別哭了，並繼續冥想，可能還是會很在意哭泣的孩子吧。

透過冥想浮出水面的傷口就像心中哭泣的孩子，如果你只是叫孩子別哭，將無法治療心裡留下的傷口。唯有經由再度經驗去理解並擁抱過去的痛苦，才能治癒病根，讓自己客觀看待當時的情況。

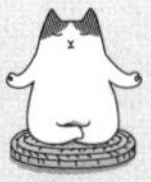

## 擁抱傷痛的冥想

**1** 舒服地坐著，閉上眼睛，溫柔地呼吸

**2** 打開通往過去的門

請溫柔地對過去受傷的自己說：「我直到現在才回頭去看當時的傷痛，對不起，能告訴我當時的情況嗎？」

**3** 回想反覆浮現的傷痛，或與現在的負面情緒有關的童年情境

我們能用各種方法重新體驗過去，例如按年齡依序體驗，或者回想與今天浮現的負面情緒有關的情境。我用很長的時間嘗試了三種方法。我建議忙碌的上班族可以先嘗試體驗與今天的消極情緒相關的過去經驗，因為巨大的心理創傷可能會壓垮我們，所以請從能處理的事情開始體驗，並透過「輕撫我心的冥想」和「正念日記」等，充分探索內心並擁抱自己。

**4** 試著幫情緒貼上標籤

雖然兒時的傷口是很久以前的事，但是當時的情緒現在依舊鮮明。請將這些情緒貼上標籤，掃描身體並感受身體的感覺。

**5** 如果有哪個部位感覺特別強烈，請輕拍撫慰

請試著伸出溫暖的手，撫慰感覺到情緒的部位以及過去受傷的自己。

**6 請以開放的心態聆聽並同理過去受傷的自己**

過去的自己究竟受到了什麼傷害呢？如果可以的話，請回想一下你小時候的樣子，聽聽自己小時候的故事，感受一下當時的情緒，並問自己那個情緒背後真正的情緒為何，你就能明白自己真正傷心的原因。這就是探索受傷內心，關注並理解當時情緒的過程。

**7 問問受傷的孩子：「你現在最需要的是什麼？」並親切地照顧他**

請說出當下你最需要的東西。如果你是因為得不到愛而感到傷心，請多多表達對自己的愛吧！若你是因為對方不聽自己的話而受傷，那麼請溫柔地傾聽自己說話。有時，內心的小孩可能不太清楚要如何回答這個問題，此時你可以問問他想做什麼事，或是溫暖地陪伴。

**8 請溫柔地說出現在的自己想對過去受傷的自己說的話**

你有什麼想對自己說的話嗎？感謝、道歉、安慰、表達愛等，什麼都可以，請溫柔地說。多數人從來沒對自己說我愛你，因為太肉麻了。但是當你藉由冥想感受到對自己的愛之後，你可以對自己說：「我非常愛你，你真的很珍貴。」

**9 冥想結束後，請暫時閉著眼睛，停留在此刻**

● **審視受傷自己的「擁抱我心冥想日記」**

寫下或畫出進行「擁抱傷痛的冥想」的經驗，用自己的方式表達即可。

工作繁忙的那段日子，使我沒時間回顧過去的傷痛，直到暈倒後我才透過「輕撫我心的冥想」和「寫日記」來照顧自己的心，過去的傷痛才開始漸漸地浮出水面。剛開始，我不知道該如何照顧哭泣的自己，也不清楚受傷的自己需要什麼，但是持續冥想後，我越來越了解「過去和現在的自己」，現在的我成為自己隨時都能依靠的朋友。了解並照顧自己也是需要練習的。

我希望你也能依序完成本章介紹的冥想。審視自己的想法，用身體感受情緒，照顧內心。慢慢完成這些步驟，你就能照顧並治癒受傷的自己。園藝需要慢慢耕耘，心裡的花園也一樣。如果一開始就想根除強烈的痛苦，那麼很可能會失敗。每天一點一滴地審視自己的心，進行擁抱內心的冥想，你對自己的溫暖和寬容就會自然而然綻放。每個人都需要照顧好自己，衷心希望各位能藉由本章的冥想溫暖自己的心。

# CHAPTER 5

# 接納自己的冥想

## 讓心靈花園開滿花

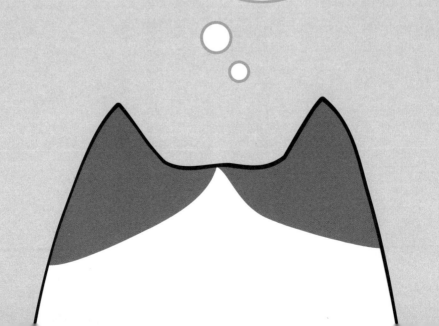

現在，一起來修繕心靈花園吧！為花園裡的土壤澆水並補充養分。過去的你一直向外尋找答案，但是持續練習各種冥想後，也許你會發現內心充滿了智慧和愛。請試著尋找心靈花園中的寶物，感受生活開花結果的感覺，尋找真正的自己！

本章將描述我藉由前人傳承的冥想智慧，以及努力不懈的練習，從內心汲取智慧，並擺脫倦怠的經驗。我清理了像是阻擋花園開花的石礫、垃圾等否定自己的信念，以更寬廣的視角看待一切，並過著更舒適快樂的生活，我的心靈花園也因此開滿了花。各位也依循本書的說明親自實踐，找到自己內心的智慧吧！

# 01 正念自我疼惜：練習珍惜並愛自己

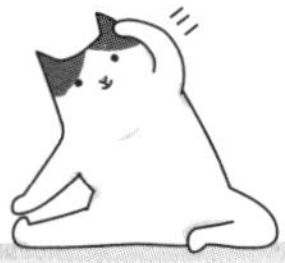

人們常說要「愛自己」，但是如果愛自己很容易的話，大家早就做到了，然而事實是大多數人還不習慣這麼做，因此要做到並不容易。為什麼珍惜自己、愛自己如此重要呢？所有人都值得被愛，其實沒必要非得找到被愛的理由。「我很難接受自己是能無條件被愛的人」，我過去就是這麼想的，為了讓大家了解每個人都值得被愛，我寫下自己的經驗。愛自己就能愛自己的生活，你的生活也會變得更加舒適。你愛自己嗎？我們該怎麼做才能愛自己呢？

首先，請思考「我愛你」的意義，這句話的意思是「非常珍惜對方」以及「理解並幫助對方」（來源：Naver 韓國語辭典）。愛自己就是非常珍惜自己，理解並幫助自己。那麼，我們該如何珍惜自己呢？首先請關注並了解自己，不自我評判，告訴自己無論發生什麼事你都會陪在自己身邊，同時用溫暖的心照顧並幫助自己，那就是愛。

## 學會珍惜身體

請從珍惜自己的身體開始吧！多數上班族的身體都很疲勞，但是身體的健康相當重要。身心是相連的，身體狀態不好會影響到我們的心。例如睡不好時容易產生煩躁等負面情緒，持續的劇烈疼痛也會讓內心很不舒服。像是如果放任手腕疼痛直到連舉杯或洗臉都有困難時，精神也會加倍消耗。我之前因為過勞而暈倒，就是因為沒有好好照顧身體。

### 步驟1：關心並覺察身體的感覺，為自己的健康負責

我暈倒後，有一陣子很依賴醫院，當時我去看了許多名醫，卻無法知道確切的病因和治療方法。原本我以為身體健康取決於醫生的能力，後來才發現事實並非如此，能讓我身體健康的是自己。其實在昏倒前，身體就給過我警訊，但是因為當時太忙，所以我選擇了忽視，後來我才明白能為身體健康負責的人只有自己。我在仔細觀察自己的身體後，與醫生討論，並好好照顧身體，才慢慢恢復健康。請各位也要每天注意身體發出的訊號，先前提到的身體掃描和覺察身體感覺的冥想都有助於覺察身體釋出的訊息。

### 步驟2：放下評判，好好陪伴自己

我知道在身體不舒服時，很難告訴自己沒關係，也常常會質疑自己：「我這樣怎麼可能沒事」。

我不是要大家勉強自己，在我被劇痛折磨到連坐或躺都很難受時，我也沒辦法告訴自己沒關係。當時為了治癒身體，我決心與疼痛戰鬥到底，但是想盡快擺脫疼痛的執著反而讓內心更痛苦。開始實踐冥想後，我學習客觀看待疼痛，在覺察到身體的感覺時，我告訴自己：「我現在正在經歷疼痛，人都會有生病的時候，辛苦了！」（但是需要動手術或危急時，請務必先進行手術。）

## 步驟3：照顧好身體

親切地對待自己的身體是首要工作。覺察身體的訊號並提供必要的幫助，例如攝取身體覺得舒服的食物，為了腸道的健康，最好少吃麵粉和糖，或少喝含糖量多的飲料等。只要遵守這些飲食規則，多數人的胃就能感到舒服，皮膚也會變好。許多上班族常常覺得身體疼痛。其實壓抑情緒也會讓身體產生疼痛感，所以請感受情緒，與自己對話吧！充分的睡眠和運動，攝取足夠的水分也是照顧身體的好方法。多關注身體，就能發現身體需要的東西。

## 步驟4：尊重並感謝身體

當身體狀態不理想時，人們往往容易責怪自己，但是請放下指責，回想一下身體每天為自己做的事。呼吸、坐著、走路，我直到動彈不得時才領悟這些事情都不該是理所當然，但是過去的我只專注在不理想和不滿意的部分，所以沒有看清這一點。唯有對自己的身體懷有感恩之心，才能自然地照顧好身體。

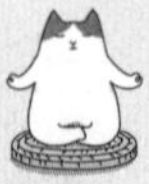

### 正念自我疼惜

1. 關心、了解、理解自己，當一個對自己坦承且寬容的朋友。
2. 不論你有什麼感覺，都請接受並陪在自己身邊。
3. 用自己最需要的東西照顧並幫助自己。
4. 感謝自己。

請練習藉由正念愛自己，同時培養認同、尊重、愛護並信任自己的心，如此一來理解並感謝他人的心也會隨之而生。

## 練習愛自己

### 步驟1：關心並了解自己：成為能和自己坦誠對話的好朋友

珍惜自己的第一步就是關心並了解自己。透過冥想和寫日記，等同開啟了瞭解自己的旅程。觀察自己現在的心情以及在什麼情況下會感到壓力，如果可以的話，請再進一步坦承地與自己對話。一旦壓抑自己的心，無法毫無隱瞞地表達，身體的體溫和免疫力都會下降。壓抑若成為習慣，在忍耐達到極限時，身心就有可能像吉他的弦一樣突然斷裂。

了解自己就能看清自己的傷口，明白自己的思考模式。每個人都希望能得到他人的理解，但是最先理解我們的就是自己。請時時問自己：「你現在感覺如何？你覺得舒服嗎？」不論說什麼都能被接受的感覺該有多踏實啊！請成為自己的依靠，以及絕對不會背叛自己的朋友，當你可以和自己進行真正的交流，就有機會學會理解他人。

在了解自己的過程中，你會發現自己是如何看待自己，這也稱作「自我形象」。請問問自己：「我是怎麼看自己的呢？」並寫下你留意到的所有細節。（＋：正面的形象，－：負面的形象）

例如：＋我是有能力的人／－我什麼都做不好／－我似乎有很多缺點

自我形象無論是正面還是負面，都可能不是事實，這些形象源於過去強烈或重複的經驗、他人的描述，以及潛意識的想法。請自問你對自己的負面形象（把對自己的負面觀點當做事實）源自何處，也許你會發現，這個形象是因為你相信了小時候常聽見的某些話語。發現負面形象的成因後，你就能了解自己這麼想的理由，並告訴自己：「那不是真的。」

## 步驟2：不論感覺如何，請接受真實的自己，陪伴在自己身邊

面對真實的自己時，你有什麼感覺？你感到憤怒嗎？請想想，當你的朋友談起讓他生氣的事時，你有什麼反應？你會叫他不能生氣嗎？還是會充滿同理心地告訴他，如果是你，你也會生氣。請對自

己也發揮這樣的同理心，並練習對自己說：「不管感受到什麼情緒都沒關係。」無論你感到高興還是悲傷，都請接受這些情緒，並堅定地站在自己這邊，溫暖地支持並陪伴自己吧！

## 步驟3：用自己最需要的東西照顧並幫助自己

感到疲憊的時候，最能安慰你的是什麼？你真正需要的又是什麼？你可以試著安慰自己，並溫柔地輕拍身體。我們能做的往往比自己想像的要多，在困難的時候，最能積極幫助我們的就是自己。如果你處在很難幫助自己的狀況，尋求他人的協助也是你幫助自己的方式。過去的我是一個不會請求幫助的人，我認為求助是擾人之舉，所以總是一個人承擔難以承受的事，最終出了問題。請照顧好自己，並在需要幫助的時候請他人協助，才能維持自己的健康。

## 步驟4：表達對自己的感激

請和自己成為好朋友，不論你感受到什麼，都請陪伴並照顧自己，這樣就能溫暖內心，也請試著感謝自己吧！雖然我們常常對別人說謝謝，但是卻沒有習慣感謝自己，其實，為你盡最多力的人不就是你自己嗎？請回想今天一整天所做的一切，不論結果如何，你應該都是抱著「為自己好」、「希望自己幸福」的心去做的吧？請向辛苦一天的自己表示感謝。「謝謝你坦承地表達情緒」、「感謝你早上起床」，你會發現可以感謝的事比想像中更多。

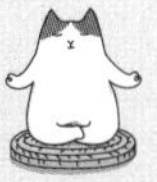

## 正念自我疼惜冥想

關心並了解自己：成為與自己坦承對話的好朋友

1. 在安靜的地方閉上眼睛，慢慢呼吸。
2. 回想一下今天覺察到的情緒，並和自己對話。
3. 不管產生什麼想法和情緒，都請告訴自己沒關係。為自己的心創造安全的空間，覺察身體的感覺，並溫暖地陪伴自己。
4. 問自己需要什麼幫助。用自己最需要的東西照顧並幫助自己
5. 向自己表達謝意、愛和尊重。

### ● 正念自我疼惜冥想日記

對自己說：「產生那種情緒也沒關係」時有什麼感覺？

照顧自己的感覺如何？

你想感謝自己什麼？

感謝自己時你有什麼感覺？身體的感覺如何？

了解、支持、照顧並感謝自己，剛開始實踐時我也覺得很難做到，但是我透過冥想慢慢了解自己，逐漸對自己產生親切感後，就可以自然地與自己對話。如果你還是覺得很難和自己對話，也可以寫日記，不論是帥氣還是懦弱的樣子，你都能藉此漸漸接受真實的自己。過去的我常常覺得自己不夠好，總是想成為別人，但是藉由持續進行正念冥想，現在的我已經學會接受、理解、尊重並愛自己。

# 02 開放覺察冥想：如實接受人生的練習

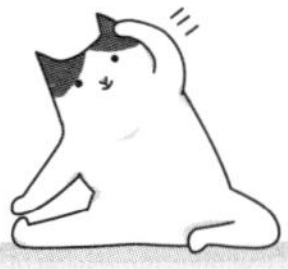

「如實接受」是什麼意思？就是原原本本地接受一切。雖然字面上看起來很簡單，但是多數人都會覺得難以理解，或是以自己的方式曲解為：「為了如實接受自己，我不能再執著更好的東西，所以我決定什麼都不做。」這一節要先來探討何謂接受，以及什麼東西會妨礙我們接受，接著說明在如實接受的過程中需要注意的事項，最後再進行有助於「如實接受自己」的冥想。

## 接受是什麼？

接受就是不評判任何想法，並對自己說：「原來你會這樣想啊！這很正常，每個人都會有這種時候。」同時觀察身體的感覺。然而，在必要時也必須明智地選擇並行動。如果你總是和自己說：「我沒有信心做好，就到此為止吧！」這代表只是表面上接受，實際上卻對自己帶有成見。

因此，請先審視自己是不是常常被內心的成見牽著鼻子走。

許多人會認為「什麼都不做」就是接受。你可以因為當前狀態或環境限制而暫時放下執著的心態，但是這不代表停止所有努力，或是永遠停留在現在的狀態。接受是允許所有的想法和情緒，覺察現在的情況，客觀地看待自己原本曲解的事物。然而，如果想客觀地看待並接受，有時必須明智地做選擇並實踐。

## 接受和抵抗

想接受卻做不到，就是「抵抗」。請仔細觀察自己能如實接受哪些東西，以及會抵抗什麼事物。抵抗時，請觀察自己的情緒和身體感覺，並和自己對話。我們會抵抗某些東西，往往是因為執著於某種信念或狀態，或是對該事物感到恐懼和威脅。面對這樣的抵抗，要逃避還是面對，都取決於自己。

其實，抵抗並非壞事，若能覺察什麼會引發抵抗情緒，那麼就能更了解自己，並有機會打開治癒的大門。過去的我對「乖乖接受」感到憤怒，並認為「努力堅持就會好起來」是胡說八道，因為我明明已經竭盡所能，迎來的卻是越來越艱難的情況，讓我感到非常疲憊，身體也長時間沒有好轉，無法做任何事，感覺未來黯淡無光。當時的我將所有遇到的事都加上負面情緒和想法，製造了讓自己陷落的黑洞。

不斷努力卻沒能解決問題的我得出了「如實接受」等於「今生完蛋」的結論，這樣的絕望使我的生活變得更無力。當時的我常常想著：「我做錯了什麼嗎？為什麼只有我發生這種事，與其這樣活一輩子，不如死掉算了。」後來我決定用面對抵抗的方式治療自己，在產生抵抗時，我告訴自己不要走向憤怒，而是試著覺察、理解並擁抱想改變現況的抵抗，以及害怕未來不會再變好的恐懼。

## 如實接受

想要做到如實接受，首先必須敞開心扉，不論發生什麼事，都不評判，而是以「來吧」的心態迎接。不評論就不會產生抵抗。如果你出現抵抗情緒，也請面對。專注在當下，不後悔過去或擔憂未來，就可以產生客觀看待現況的力量，也能夠釐清現在最需要採取的行動為何。比起竭力否定現狀，練習如實接受並採取行動將為你帶來大不相同的結果。在練習的過程中，也請不要忘記溫柔地對待自己。

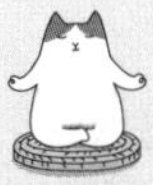

### 練習如實接受

1. 打開胸口。
2. 不論發生什麼事都不做判斷。
3. 在覺察時停留在此刻。
4. 練習客觀地看待，讓自己的視野變寬闊。
5. 如果有適合現況的行動，就實踐吧！

## 客觀看待的力量

一般人在日常生活中，常常會無意識地評判他人或自己的想法和情緒。「那個人的穿著不怎麼樣」、「我不喜歡他的表情」等等。然而，如果想做到如實接受，就必須放下評判。既有的心理運作模式和思考模式影響著我們的認知，如果能夠時刻覺察，就會發現阻礙自己客觀看待事物的思維模式。若想擁有客觀的觀點，請先了解自己的思考模式。

根據心理學家阿德勒（Alfred Adler）的理論，人們對自己和世界的看法會影響思考，他認為信念是可以改變的。精神科醫師兼認知治療學者亞倫・貝克（Aaron Beck）也表示人類有能力改變既有的思考模式。如果你希望覺察使自己無法客觀看待人事物的信念和思考模式，請在平時冥想後寫下覺察到的事項。建議各位站在客觀的角度，問問自己寫下的內容是否真實，同時一邊修正錯誤的內容。在生活中，如果你覺察到自己又陷入了同樣的思考模式，請試著放下，這樣就不會被動地進入慣性的思維模式中，從而能逐漸擁有客觀看待人事物的力量。

請寫下阻礙你客觀看待事物的思考習慣和信念，如果你發現這個模式改變了，也請記錄下來：

● **關於我**

例如：我是個運氣不好的人。↓ 我並非總是很倒楣！

↓

● 關於他人

例如：其他人都是我的競爭者。↓大家平時都互相幫助。

↓

↓

↓

↓

↓

● 關於世界

例如：世界上充滿威脅。↓世界上充滿了有趣且神奇的事物。

↓

↓

↓

## 留意「如實覺察的瞬間」

如實覺察的瞬間，就是產生洞察力的時刻。生活中沒有一模一樣的一瞬間，我們身體的感覺和想法都在不斷變化。在領悟到生活會不斷改變的瞬間，就能接受所有事情都可能發生，並且從不想受到傷害的執著中解脫。

## 客觀看待人事物，就能開闊視野並如實接受一切

慣性的思考模式如同為自己創造牢籠，若以此看待人事物，就像將自己關進監獄中。一旦離開監獄並從遠處觀望，即使處在艱難的時期，也可以從更廣的角度看待生活。人生不可能總是順遂，一定會有跌入谷底的時候，但是我們可以選擇把低潮當做回顧和重新整頓的機會。

之前的我在艱困時期強烈抵抗，並告訴自己：「即使努力了也做不到，因為世界是殘酷的，而且沒有人會幫我，世界給我的考驗永遠不會結束。」剛開始冥想時，我也不斷質疑：「這麼做有幫助嗎？」坐著冥想確實無法馬上改變現況，但是在嘗試照顧痛苦的自己並重新體驗過去傷痛的過程中，我發現了自己的心靈運作模式，並開始覺察自己的思考模式和錯誤的成見。我漸漸脫離自己打造的監獄，變得越來越自由，也開始如實接受自己的情緒和處境。這本書就是以我的這段經驗為基礎所寫的。

生活墜落谷底的那段時間，反而是我窺視並整理心中花園的時間，多虧於此，我學到了很多，也

希望藉由書寫這段經歷幫助他人。我真心感謝這段逆境，以及照顧我的自己。我擁有了在不評判的狀態下看自己，並使抵抗的情緒消失的能力，也學會從更寬廣的視角理解並接受生活的艱難，同時發現辛苦只是生活的一部分。

## 如實接受，就不會狂喜狂悲

當不管發生什麼事你都可以接受，就代表你能以開放的心態看待人事物。一旦具備這樣的心態，就能更加客觀地看待現狀，並發現許多應採取的實踐或行動。而這一切都從不做評判、敞開心扉，並停留在當下開始。

生活的每個瞬間都在變化，而冥想是讓我們覺察每刻的改變，並停留在當下，同時對發生的一切敞開心扉，不做任何判斷。只要持續進行「開放覺察冥想」，就能毫無評判地以平和的新經驗並接受一切，培養無論發生什麼事，都能溫柔包容的能力。

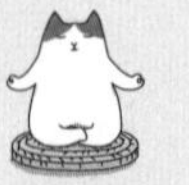

## 開放覺察冥想

1 輕輕閉上眼睛並慢慢呼吸

2 覺察呼吸：維持呼吸的感覺和強度等。

3 像做身體掃描般觀察感覺：如果想改變姿勢，或出現疼痛，請試著覺察。

4 覺察聲音、氣味、風等外在發生的一切：如果你開始評判聲音的大小等，請試著覺察，練習客觀看待外在發生的事。

5 現在開始，關注自己的心：如實觀察想法和情緒的產生和消失。陷入想法和情緒的瞬間，請覺察並放下，同時以觀察者的視角看待一切。

6 覺察意識中浮現的一切：呼吸、身體的感覺、外在聲音、想法或情緒等，不論如何都不要評論，並覺察和觀察。如果發現自己放不下並陷入執著，也請覺察並放下。不論發生什麼都要以開放的心態看待。

● 開放覺察冥想日記

對一切保持開放心態的感覺如何？

不論發生什麼事，你都能敞開心扉地客觀看待嗎？你的感覺如何？

在進行開放覺察冥想的過程中，如果有洞察的瞬間，請試著寫下來。

寫下你現在不能接受或不想接受的事為何，請充分認同不想接受的心。打開心扉，觀察自己在抵抗什麼，並記錄下來。

（持續練習後）透過練習接受和進行開放覺察冥想後，你能夠客觀地看待哪些事物？

學會客觀看待並接受現況後，你想做哪些選擇或行動？

# 03 我是自己生活的主人：練習活得像自己

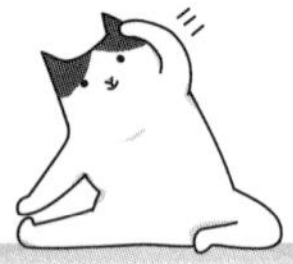

「這似乎不是我想要的生活」、「我不確定現在的工作是不是真的適合我」、「我每天都不知道在做什麼，一天就這樣過去了」我常聽到上班族這麼說。如果你不喜歡被牽著鼻子走的感覺，那麼請問問自己：「我現在是自己生活的主人嗎？」這一節我們將一起了解何謂生活的主人，活得像自己又是什麼意思。同時，我也會帶你探索自己真正想要的生活樣貌。

## 我現在是自己生活的主人嗎？

生活在現代社會的我們，視線總是轉向外在，在意他人的眼光，並且認定外在條件和職稱足以定義自己。比起內心真正想要的，我們更努力滿足社會的要求和期待，一旦做不到就會不快樂並質疑自己。比起內心的聲音，現代人更急於跟隨外在的變化，因此漸漸地不知道自己真正想要什麼。我們經常被社會、環境和他人所左右，這使人總有一種被牽著鼻子走的感覺，並且無法成為自己生活的主人。

如果無法做自己生活的主人，就很容易被自己的雜念和情緒影響。以前我身邊的人都說我很沒安全感，並且有強烈的被害意識，因為當時我總認為就算再努力生活也不會好轉，但是我不認為是自己的錯，甚至產生了責怪他人的情緒，現在回想起來，當時的我只是在尋找發洩情緒的對象。開始冥想後，我覺察到自己的被害意識，發現這無疑是將自己的生活交給他人和環境，將主人的位置讓給了他人。

## 何謂成為生活主人？

從那時起，我開始思考何謂作為生活的主人。在冥想過程中，我感覺到自己成為生活的主人，因此我認為成為生活主人的意思應該是不論發生什麼都能覺察，並且毫無偏見地看待一切，享受選擇的自由。選擇必然伴隨著責任，主人擁有能對自己的選擇負責的能力。

過去我所做的選擇造就了現在的我，這並不意味著那些無法控制的事也是我的責任。我回想過去，發現艱難的環境不是自己造成的，只是發生了一些意想不到的事而已。接受痛苦很困難，但是我決定放下抵抗，接受一切。我想起了電影的主角們也都是在痛苦中成長。選擇成為生活的主人後，我開始思考自己現在可以做什麼，並開始區分自己能做及不能做的事。

## 【檢測表】我是否為自己生活的主人

- □回顧一天時，不記得自己一整天到底做了些什麼。
- □無意間看了一下時間，發現過去三十分鐘什麼都沒做，時間就這樣流逝了。
- □比起專注當下，思緒更常飄向過去或未來。
- □容易被雜念和情緒所左右。
- □不太了解自己。
- □從未真正思考自己想要什麼生活。
- □比起做自己想做的事，更常做符合他人期待的事。
- □很在意別人的眼光。
- □認為職業、頭銜和外在條件可以代表自己。
- □總有一種被什麼東西追趕的感覺。
- □雖然實現了很多成就，仍然經常質疑：「我想要的生活就是這樣嗎？」
- □經常怪罪或抱怨別人。
- □常常認為自己是受害者。
- □總是覺得自己的選擇並不多。

以上有幾項符合你的情況？________項。

## 練習成為生活主人

### 1. 如實觀察並體驗每個瞬間

當你的思緒常常不自覺地飄向過去或未來，就容易被雜念和情緒支配。覺察時請完整地停留在現在，就能看到真實的自己。透過冥想，我們能從過去吸取教訓並因應未來，越是擔心未來，越要忠於現在，因為現在這一瞬間是能改變未來的唯一時間，現在的選擇和行動也會影響未來。

### 2. 不受雜念、情緒、思考模式和外在環境擺佈，成為自己生活的主人

人會受到雜念、情緒、思考模式和外在環境的刺激，如果無法覺察，就會被牽著鼻子走。這無疑是交出自己的選擇權。請拿回主導權，並主動做出選擇。請從停止刺激開始練習吧！你將會發現你擁有選擇的自由。

### 3. 認識並支持自己

了解自己，就能成為生活的主人。審視自己的身心，了解自己現在的特質和潛力等，如實接受自己的優點和不足之處，或是與自己對話，都是認識自己的過程。當你覺得累的時候，也請好好照顧並支持自己，藉此可以更深入觀察真正的自己。

### 4. 站在旁觀者的角度覺察並觀察

請問問自己：「我現在覺察到什麼？」站在旁觀者的角度，就能看到真實的自己。

### 5. 接受真實的自己、現在的處境及生活

請珍惜並信任自己，敞開心扉，不做評判地接受真實的自己。也請客觀看待現在的處境，停止責怪他人和環境，並撫慰想要抱怨的心。客觀看待情況可以幫助你了解自己能改變什麼，不能改變的就接受，可以改變的就去行動與實踐。

### 6. 活得像自己才能獲得真正想要的生活

只有懂得愛和尊重自己，並且做自己真正想做的事時，才能活得像自己。每個人想要的生活樣貌都不同，其他人覺得不錯的生活可能不是你想要的，因此請問問內心想要什麼樣的生活，一旦有了想法，請鼓起勇氣選擇自己想要的生活，但是在此之前，也請好好審視你是否只是為了逃避眼前困難，或是不滿意現況才做出該選擇。

其實，本書從頭到尾都在說明成為自己生活主人的方法。每時每刻都能覺察，不被外在和內在刺激牽著鼻子走，了解並珍惜真實的自己，站在旁觀者的角度如實接受現在的生活，並且活得像自己。這些都能透過冥想練習，所以請不要太著急，放鬆心情，跟著本書慢慢實踐冥想。當你能有意識地活著，就能成為完整的自己，並且活得像自己。

## 我想要怎樣的生活？

「這真的是我想要的生活嗎？」、「我真正想要的生活是什麼？」這應該是每個人都會煩惱的問題。了解自己真正想要的生活非常重要。當生活不符合自己所追求的價值時，內心就會產生不滿，並且出現得過且過的感覺。了解自己真正想要的生活之後，就能找到你所重視的價值。一般說到理想的生活，人們往往會寫下想要房子、財產或未來成就。請暫時放下這些從外在注入的生活目標，從內心發現自己重視的價值。

| 目標 | 價值 |
| --- | --- |
| 著眼於未來的目的地 | 方向兼指南針 |
| 決定 | 察覺 |
| 重視結果 | 重視前進的方向 |

價值和目標有何不同呢？目標就像是目的地，達不到目標時，我們會感到挫折。雖然表面上目標由自己決定，但是其實大部分的情況都是依據社會期待所做出的選擇。相反地，價值就有如指南針，在前進的過程中幫助我們掌握方向。重要的價值不是透過決定，而是由內心察覺。這並非要你放棄制訂目標，若你察覺了對於自己而言的重要價值，就可以制定相應的目標，並藉此實現價值。眼前的結果並不重要，只要掌握價值，並朝著對的方向持續發展就好。

我們不太可能一次就察覺所有指引生活的價值，而是需要不斷了解對自己有意義的事物。「什麼時候我會心跳加速，並感受到自己活著呢？」這樣的問題將有助尋找生活價值。透過日常的覺察，可以知道自己的充實感來自何方。為了從內心深處察覺你所重視的價值，一起開始做「日記冥想」吧！

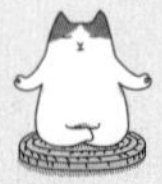

## 日記冥想：察覺指引生活的「價值」

1 準備好紙和筆，以舒服的姿勢閉上眼睛，慢慢呼吸。

2 請想像你即將死亡，並回顧過去的生活，你的人生當中哪些時刻具有意義？請回想讓你充滿幸福、心跳加速，並深刻體認自己活著的經驗，同時問問自己覺得珍貴的價值是什麼。請傾聽內心深處的聲音，並睜開眼睛記錄下來。例如：大自然、友情、成長、冒險、家庭等。

3 請再次閉上眼睛，思考剩下的時間裡是否有非做不可的事。在這些事當中，你能察覺自己珍視的價值嗎？請先睜開眼睛記錄下來。

4 請閉上眼睛想像與自己重視的價值相符的是什麼樣的生活，並思考內心真正想要的生活樣貌。

5 問問自己現在過著與珍視的價值相符的生活嗎？如果你不滿意現在的生活，請審視與此價值不協調的地方，並思考當你想追隨這些價值時，可能產生的現實困難是什麼？目前是否有可行的方案？

＊此「日記冥想」是參考 Mindful Self-Compassion 的「練習發現我們的核心價值」所製作。

## 冥想筆記

生活的主人擁有每時每刻都能覺察，並且不受擺布的能力，也享有選擇的自由。了解、照顧並接受真實的自己，同時珍惜並尊重自己，過著真正想要的生活，就能活得像自己。實現這些的方法我都放在這本書中了！如果你希望成為生活的主人，並過著像自己的生活，可以嘗試以下兩點。第一，持續進行書中的冥想，在生活中體驗正念的力量。第二則是察覺指引生活的珍貴價值，並跟隨這些價值生活。希望各位都能發現心靈花園中的寶物，朝向自己的生活前進！

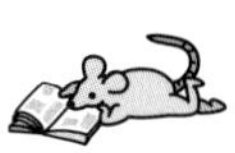

# 04 發現工作的價值並成長

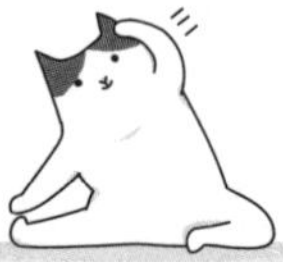

「我不知道為什麼要做這份工作，這似乎不適合我，我好擔心沒辦法成功。」無論做什麼工作，每個人都有可能會產生這樣的想法。不少上班族都覺得現在的工作不適合自己，每天工作都像在做苦差事，但是為了生計，就算再痛苦，大家也只能硬著頭皮繼續工作。現代人一天之中大多數時間都在工作中度過，工作對你有什麼意義呢？讓我們以自己珍視的價值和動機為基礎，一起了解工作的意義吧！這一節也會帶大家培養不拘泥於成果，失敗後也能繼續前進的力量。

## 傾聽自己對現職的心聲

首先，請大家聽聽自己心裡對目前工作的聲音。準備好紙筆，閉上眼睛，逐一問自己以下問題。請看完一個問題後，閉上眼睛向自己提問，並寫下回答。

- 想到自己現在正在做的工作時，你有什麼感覺？
- 你從事這份工作的動機是什麼？
- 工作時，什麼時候你會感到快樂或興奮？
- 工作時，何時會讓你覺得這份工作不適合自己或產生負面情緒？
- 如果你找到了產生負面情緒和認為這份工作不適合自己的原因，請寫下來。

正念不是讓你脫離日常生活，而是可以將之運用在生活的所有層面。冥想是正念的正式練習方式。只要能在日常生活中練習覺察，就更容易發現自己工作時感到興奮和有成就感的瞬間，以及產生負面情緒的時刻。工作與自己珍視的價值不協調時，人們通常會產生負面情緒。一天之中有很長的時間都在工作，因此找到工作的價值非常重要。現在，請問問自己，什麼是你工作的動力？你不滿工作的哪個部分？

## 你的動機是什麼：內在動機和外在動機

你喜歡現在的工作嗎？你工作的動機來自內在還是外在呢？心理學將動機分為內在動機和外在動機。喜歡工作，或想學習和成長都是內在動機。外在動機則是為了獲得成果和補償，或避免處罰和損失時所產生的。如果一名學生是因為喜歡了解新事物而學習，那麼驅使他學習的就是內在動機。若學生是希望透過考取高分得到稱讚和獎賞，那麼他學習的動機就是外在動機，若學生因為害怕挨罵而學習也是源於外在動機。

- 你工作的動機是什麼呢？請寫下來。

# 激勵自己工作的訣竅

無論出於什麼動機工作，大部分的人都必須在職場度過很長一段時間，即使剛開始有著讓你興奮的動機，這個讓你心跳的原因也不總是存在。工作有時仍會讓人感到壓力和疲倦，或使你認為它不適合自己。每當這時就容易讓人產生想要放棄的情緒，但是往往又必須向生計低頭，因此令自己鬱悶不已。有沒有什麼方法能讓人持續保持動力？現在就來學習自我激勵的訣竅吧！

## 1. 將工作視為自我成長的基礎

把工作當成能讓自己成長的學習基地吧！在工作中會遇到各種狀況和不同的人，也會學到新東西，在因應不同情況的過程中，可以培養自己的應對能力。你可以常常告訴自己：「今天開會時我學到了新東西。」在與人的共事及互動中觀察自己，可以看到自己在面對不同的工作和人時所產生的情緒，並學習處理負面情緒。請像這樣積極利用工作，作為自己學習和成長的基礎。

我從大學就開始工作，而驅使我工作的一直都是經濟壓力，所以我幾乎從未喜歡我做過的工作。然而，在從事教學的過程中，我發現了自己熱愛工作的一面，也因為自己讓學生們成長而真心感到幸福。過去從事的服務業、打工和其他正職都是我學習的基地，多虧這些經驗，我了解什麼工作不適合自己。雖然我是為了維持生計才工作，但是多虧了這些工作，我才能了解自己，並學習和成長。

## 2. 從工作中發現價值

**觀眾A：**「雖然這份工作符合我珍視的價值，但是實際做起來卻覺得很累。」

在MKshow[4]中，金美京講師曾經這麼說：「你知道我最喜歡的工作是什麼嗎？是講課！你知道我最討厭的工作是什麼嗎？是備課！」是的，就算是喜歡的工作，肯定也會有討厭和辛苦的部分。舉例來說，你因為想迎著涼風，享受自由，所以去騎自行車，但是上路後卻發現都是上坡，你一路踩著踏板，不斷出汗，腿也很酸痛。忙碌的工作也是如此，有時你會覺得自己只是無意義地不斷踩著踏板，這時請回想一下，當初你為什麼會開始踩踏板。

- 請想想自己重視的價值，回顧自己在工作中如何實現這些價值，並問自己能否因為這些價值再次投入到工作中。

- 在你所從事的工作中，你覺得最珍貴的是什麼？

- 這份工作對你有何意義？

**觀眾B：**「我不是因為喜歡才做這份工作，而是必須維持生計。」

即使是為了生計開始工作，還是有可能在工作中找到快樂或成就感，因為學習新事物會讓人覺得有趣，完成任務後也可能會感受到其意義。請審視自己在什麼情況下會產生負面情緒，並觀察其中是否有與你珍視的價值衝突的部分。你在工作中能找到自己認為重要的價值嗎？如果你在工作中很難實現自己珍視的價值，那麼請參考前面提到的追求生活中珍貴價值的方法吧！

- **請寫下你在工作中感到快樂或有意義的經驗。**

- **你能在現在做的工作中發現意義嗎？如果很難在工作中實現自己重視的價值，那麼在生活中能夠實現的方法是什麼呢？例如：為了謀生而工作，周末則用來畫畫。**

4 金美京主持的電視節目，認為實現夢想的方法有共同點，因此希望藉由節目幫助尋找夢想的人。

## 3. 從更廣的角度發掘工作的價值

你可以試著從更廣的角度看自己的工作，所有的職業都是因為有人需要才存在，你正在從事的工作也是一樣。請嘗試從更寬廣的觀點思考自己的工作對他人或社會有什麼幫助，也許你會發現工作中有與自己珍視的價值相符的部分。每天開始工作之前，請先想想這個價值和意義吧！

- **我目前的工作對他人或社會有什麼幫助？**

---

## 4. 投入工作

如果你可以將工作當作自己成長的機會，並且在工作中發現個人和社會價值，你的工作心態將可能因此改變。現在請將注意力放在工作上，就像平時在冥想坐墊上專注呼吸一樣，如此一來你就會投入其中，並發揮自己的能力，這也是一種工作動力。公司也應該幫助每個員工成長並發揮各自的能力，只有這樣，員工們才能感受到工作的意義，並更加投入。

## 對成功或失敗的態度

無論是為了生計，還是因為自己珍視的價值而工作，都可能對成果有所恐懼。但是如果太過執著於成敗，情緒起伏將會更加劇烈。尤其是在急遽變化並充滿變數的時代，即使認為自己做得很完美，當沒有達到預期結果時，還是會感到挫折。最好的方法就是竭盡全力但不執著於成果。你必須理解，成果無法由自己隨心所欲地控制。接下來，我將帶各位探討該如何看待工作中的成功和失敗。

請從寬廣的角度客觀地看待成敗吧！首先，成功的背後往往是因為機緣和他人的協助等，並非單靠個人能力就能達成。失敗也一樣，即使拼命努力，如果沒有天時地利人和，仍有可能失敗。所以沒有必要因為成功而自滿，也不必因為失敗就挫折。從更廣的角度來看，成功和失敗都只是人生的某個時刻和過程，並非人生的全部。

擁有成長心態將對我們有所幫助，心理學家卡蘿・德威克（Carol S. Dweck）在其著作《心態致勝》（*Mindset*）中介紹了成長心態和定型心態。擁有定型心態的人相信人的天生才能是固定的，他們認為如果一個人的能力不足，就很難成功挑戰新工作，所以他們害怕失敗和批評。擁有成長心態的人則認為人能開發自己的才能，即使失敗也會將此視為成長的過程，所以他們在嘗試新事物時，會放下對成敗的恐懼。擁有成長心態的人可以將成功和失敗都視為成長的機會。

## 培養復原力的冥想

擁有成長心態的人即便不會因為工作上的失誤或失敗而受影響，也難免會有挫折的時候。這時你需要的是復原力（Resilience）。復原力指的是遭受失敗衝擊後恢復疲憊內心的力量。如果一個人沒有復原力，就會因為挫折的打擊而崩潰。相反地，只要能提升自己的復原力，即使受挫也不會崩潰，可以恢復自如。面臨新的挑戰時，總是會有失敗的時候，但是復原力能讓內心恢復平靜，並從自己的價值以及更廣的觀點來看待失敗。

值得慶幸的是，透過冥想就可以提高復原力。在失敗或受挫時，常常會產生負面情緒，從而放大這次的失敗。此時請簡單地以呼吸為錨，靜靜地停留在當下。現在我將介紹從工作的失誤中恢復的冥想，以及因為不滿意成果而有挫折感時，有助於恢復的冥想。

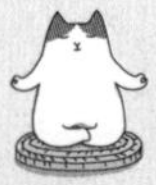

### 從工作失誤或惱人情況中恢復的冥想

過分在意工作中發生的失誤時，進行以下的正念冥想將大有幫助。

1. 暫時停下來呼吸。
2. 為負面情緒貼上標籤，並用身體感受一下。
3. 提供自己所需的照顧。

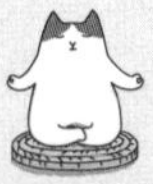

## 挫折時恢復心情的冥想

1 閉上眼睛，慢慢地呼吸幾次。

2 位挫折的情緒貼上標籤，並用身體感受一下。

3 身體的感覺消退後，請和自己對話。

- 請針對現在產生的想法和情緒進行提問並回答。
- 充分同理自己並給予安慰。
- 請審視自己是否被「我以後也會失敗」的想法所束縛。
- 你能察覺自己因成果而產生的消極信念嗎？如果察覺了，請寫下來。

4 請以客觀的角度問問自己，寫下來的這些負面想法是否合理。如果你是跟隨自己珍視的價值前進，即使現在看起來像失敗了，也要記得你仍在往前邁進。

5 請專注呼吸，客觀地觀察，從整個人生的觀點來看待這次失敗。

6 在日常生活中，每當你因為失敗而產生悲觀的想法時，請先停下來，並客觀地看待。

### 冥想筆記

在工作中最優先的是觀察自己，接著再思考如何讓工作符合自己重視的價值，並將工作視為成長的動力！每個人在工作過程中都會經歷成敗，請把成功和失敗都當作成長和學習的機會。希望本節介紹的冥想能幫助大家擁有充滿智慧的職場生活！

# 05 幸福從下定決心開始

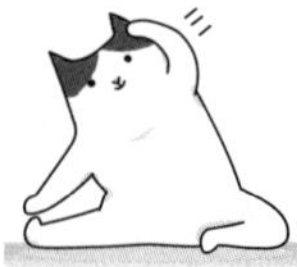

「幸福是生活最重要的事。」——露絲．潘乃德（Ruth Benedict）

有人不想獲得幸福嗎？我們都想要幸福，也追求幸福的生活。多數人認為幸福是未來可以實現的某種狀態。「只要達成這個目標我就會幸福」、「只要擁有這個我就會幸福」我們為自己的幸福訂下各種條件，並為此不斷努力。最近常常有人問我：「冥想可以變幸福嗎？」你現在幸福嗎？你認為幸福是什麼呢？這一節就讓我們一起來思考幸福的意義和生活樣貌吧！

## 幸福的多種定義

你能用一句話定義你的幸福嗎？每個人都對幸福有不同的定義。來看幾個關於幸福定義的名言吧！

「幸福在於心靈的平靜。」——古羅馬哲學家　西塞羅（Cicero）

「幸福是我們花時間熱衷的一切。」——法國小說家　阿爾貝・卡繆（Albert Camus）

「幸福是能從瑣碎的事情中察覺快樂。」——英國小說家　休・沃波爾（Hugh Walpole）

「人類的幸福通常是由健康決定的，只要身體健康，一切事情都會成為幸福快樂的泉源。」——德國哲學家　叔本華（Arthur Schopenhaue）

「幸福是為了看到他人幸福的模樣而奉獻自己。」——英國哲學家　伯特蘭・羅素（Bertrand Russell）

「幸福是無窮無盡的。」——法國作家　瑪格麗特・尤瑟娜（Marguerite Yourcenar）

每個人基於生活和價值觀的不同而對幸福有各種定義，請大家問問自己，對你而言什麼是幸福。

## 幸福並非由外在條件決定

許多人會為幸福設定條件。「升遷後年薪增加就會幸福」、「擁有這個就會幸福」、「只要能做到這件事就會幸福」我經常聽到人們講述幸福條件，但是滿足這些外在條件並不意味能獲得幸福。松雅・隆博米爾斯基（Sonja Lyubomirsky）博士的「幸福模式」理論介紹了決定幸福的要素。幸福五〇%受遺傳影響，一〇%來自外在條件（生活環境），四〇%則是努力得來的。如果只改變外在條件，等於只得到一〇%的幸福。

能滿足外在條件固然很好，但是若你曾為了購買想要的東西而存錢，你應該就體會過在買到時會很高興也非常珍惜，但是久了就不再感到滿足的經驗。這是因為當內心的缺乏沒有消除，滿足外在條件帶來的幸福感也不會長久。想透過某個人變幸福，或是認為只有把某個人留在身邊才會幸福也是一樣的概念，都是把自己的幸福託付給他人。作為生活的主人，幸福是你可以自己選擇的。你是否也把自己的幸福交給其他條件來決定呢？

我的意思並不是生活環境與幸福無關，我經歷過許多逆境，所以很清楚人不可能不受環境影響。儘管如此，幸福仍是從自己下定決心開始的。即使處在有些艱難的環境，也能感受到舒適和幸福。只要內心不再執著匱乏，就能產生從容，以及改變生活環境的力量。

## 開始練習變幸福吧！

接下來，讓我們一起努力練習變幸福吧！

### 1. 下定決心變幸福

邁出第一步是最重要的，也許你會質疑：「我的生活環境沒有改變，我真的能變幸福嗎？」人類會按照自己的意圖去思考和行動，因此樹立意圖非常重要。在同樣的環境下，決定是否幸福的是我們自己，所以下定決心好好照顧自己，並告訴自己要幸福生活是很好的開始，請試著樹立要變幸福的意念吧！

## 2. 每天冥想

根據理查・戴維森（Richard Davison）的研究，人類的前額葉左側越活躍，就越能感受到幸福。進行冥想可以活化我們的前額葉左側，所以每天冥想會讓我們變幸福！更好的消息是，你不會只感受到短暫的幸福。還記得前面提過的大腦可塑性嗎？只要持續冥想，就等於將幸福刻在大腦裡。養成冥想的習慣，冥想就會成為生活的一部分。

## 3. 深刻感受並品味日常生活

請練習深刻感受日常生活，覺察自己吃飯、洗澡、走路和坐著的身體動作，並慢慢品味生活中的所有事物。不要狼吞吐嚥，好好品嘗食物，感受食物的香氣、味道和口感，並從味覺開始喚醒全身的感覺。不要認為每天一成不變，只要仔細品味，就會發現每天，甚至每個瞬間都不一樣。在瑣碎的日常生活中就能發現幸福，所以我喜歡走路，在品味陽光、風、鳥聲、花香時，我能感受到自己活著，並因此變幸福。

## 4. 感恩

感恩能提升幸福感。如果把焦點放在自己沒有的東西上，那麼只會感到缺乏和不滿，因此應該將注意力聚焦在已經擁有的事物上。仔細品味生活，會發現沒有任何事物是理所當然的。一行禪師在其著作《正念的奇蹟》中說道：「人們通常認為能在水面上行走或在空中飛行是奇蹟，但是我認為，走在地面上才是奇蹟。我們每天都在沒有意識的情況下經歷奇蹟。」我直到全身疼痛至難以行走時才領悟到，能夠走路是真正值得感謝的事。失去健康後，我才發現原本認為理所當然的事情有多麼珍貴。請各位也對自己的存在，以及自己當前擁有的一切表示感謝吧！

- **請寫下感謝的話，例如：謝謝現在仍在呼吸的我。**

## 5. 放下評判、執著、比較，如實接受一切

一旦開始評論和比較，就會沒完沒了。即使再怎麼努力擁有好條件，也一定有人比自己更好，最後變得總是在羨慕他人。「比較」使我們感到匱乏和不滿，並因為執著於缺乏的事物，會不斷創造新的目標，從而引起痛苦。只要滿足並感謝現有的東西，就能放下對缺乏的執著。請練習如實觀察並接受一切，讓自己無論發生什麼事都能平穩並舒服地停留在當下，也請試著相信生活中任何事情都可能發生或改變，如此一來，你的心情將會變舒暢。

## 6. 愛自己並照顧好自己的生活

能夠選擇幸福並為自己持續努力的就是你自己，所以請務必注意身體健康，並珍惜、愛護自己。

## 7. 遵循自己珍視的價值，過真正想要的生活

實踐以上1～6項就能讓你深刻覺察並接受生活，從而感受到幸福，內心也會變得平靜和從容，並擁有遵循生活的力量。你可能會質疑：「我所處的環境太艱難了，滿足現狀並繼續過著同樣的生活會幸福嗎？無視內心深處的渴望和自己重視的價值會幸福嗎？」滿意現在的生活和已經擁有的東西會使你的心產生餘裕，讓你可以遵循自己珍視的價值、過真正渴望的生活，從而感受到幸福。對你來說，指引生活的珍貴價值是什麼呢？你真正想要的生活又是什麼面貌？請聆聽你內心的聲音。

## 8. 與人連結

一個人享受幸福固然很好，但是與人分享會讓我們更加幸福。知道不是只有自己一個人痛苦時，也會感到安慰，並產生互助的心。每個人都希望有歸屬感，也想被愛。與人連結會讓我們變得更幸福。

## 寫下專屬自己的幸福祕方

- 對我來說幸福是什麼呢？

- 樹立想變幸福的意念，例如：「我現在下定決心要變幸福！每個瞬間我都會想起這個信念！」

- 讓你感到幸福的活動是什麼？寫下能讓你感到幸福的事物，在日常生活中實踐並品味吧！你的生活將會變得豐富多彩。例如：看天空、悠閒地喝茶等。開始有意識地為幸福而努力。

- 為了遵循自己珍視的價值、過真正想要的生活，首先我可以做些什麼？

# 06 自我疼惜冥想：練習守護自己並與人建立關係

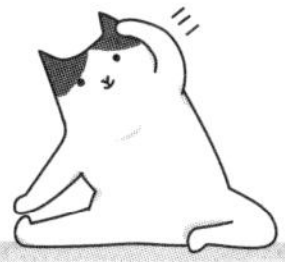

前面的章節我帶著各位審視內心的旅程，但是我們不是一個人生活，我們有家人、朋友、戀人，以及職場中所遇到各式各樣的人。一個人所感受到的情緒多半來自人際關係。我們會因為親近的人開心而開心，卻也容易被最愛的人傷害地最深。為什麼會這樣？這一節我將帶各位一起面對人際關係的煩惱，藉由培養愛，做到真正與人連結。唯有與他人和世界溫暖連結，才能感受到更大的幸福。

## 越是親近的人，相處越容易有問題

人與人每天面對面相處時，很容易產生摩擦。家人就是這樣的關係，有時僅是瑣碎小事就會發生大吵。職場也一樣，當受到上司指責或得到不好的評價，我們會傷心並減損自信心。同事背地裡說自己的閒話時，也會感到委屈和氣憤，反覆想著下次該如何反擊。因此越是親近的關係，越需要安全的距離。

人際關係並不如你想的困難，與人相處能給我們再次審視自己的機會，不論這段關係是幸福還是痛苦，都能藉此學習並領悟。因此，在關係中應捕捉並觀察自己痛苦的瞬間，把握了解自己的機會。

## 在關係中感到痛苦的原因

在人際關係中感到痛苦的理由百百種，但是比起外在因素，我建議先觀察內在原因。與人相處時覺得不舒服，往往是因為既有傷痛被觸發。小時後被父母忽視，害怕被拋棄等痛苦，很容易在和他人互動時浮現，因此會在對方無法滿足自己期待時感到煩躁和生氣，在得不到愛和認同時覺得難過，或是因為對方不按照自己的指示行動而心生不滿。這些因關係而被觸動的傷口往往會讓人覺得經營人際關係非常困難。

即使別人沒貶低自己，我們卻毫無來由地不滿意自己，這是源於內心的「陰影」。心理學家榮格指出，隱藏在人們心中的自卑人格為「陰影」。你曾在看到某人的行為後產生負面情緒嗎？那是因為你的陰影投射到對方身上。「原來我內心還有這樣的一面啊！」其實這是了解自己的機會，但是如果不把握機會仔細審視自己，每次都因為不經意的投射產生負面情緒，將會非常痛苦。因此首先要理解並接受自己，這樣才有辦法了解並接納他人。

● 與人相處時，你曾產生負面情緒或感到不舒服嗎？你能發現引發負面情緒的原因或陰影嗎？請寫下來。

## 維持人際關係的健康心態

在健康的人際關係中，最重要的是理解、接受並好好照顧自己。但是有時即使做到了，還是無法避免衝突。這時該抱以什麼樣的心態和他人相處呢？前面提過，正念可以運用在生活的各個層面，所以在人際關係中，你也能打開正念模式。

## 1. 在關係中啟動覺察

在關係中啟動覺察意味著打開正念模式。每當感到不舒服時，更需要覺察，同時捕捉互動時產生負面情緒的瞬間。請先停止想要立即做出反應的衝動，觀察自己的想法、情緒和身體的感覺。安撫自己並客觀地掌握情況可以讓你做出更好的選擇。審視人際關係中的哪一個環節使你產生負面情緒，並覺察自己是否也會引發他人的負面情緒。透過練習前面介紹過的冥想，你能擁有了解自己內心的能力，也能因此提高同理他人的能力。

## 2. 放下評判，以開放的心態承認多樣性

人們常基於自己的標準對人事物提出評判。如果養成這種習慣，就很難看到他人的優點和才能。然而，這裡所謂的「不評論」不代表如果某個人明顯有問題也要認同對方。而是儘管客觀地覺察到問題，也要放下馬上反應或評論的衝動。

如果你經常出現改變他人的念頭，請設身處地想想，若你長久以來習慣晚起，卻想養成每天凌晨五點起床的新習慣會有多困難，你會需要很長的時間適應，過程中可能會很累或想放棄。改變自己的習慣就很困難了，更何況是改變一個和自己過著不同生活的人呢？請放下這樣的想法，敞開心扉面對他人吧！每個人都不一樣，請試著接受與自己不同的人。

### 3. 觀察對方的意圖

你曾經費盡心思做某件事，卻未得到好的結果嗎？這時你也許會告訴自己，即使結果不好，只要出發點是善良的就好。但是你有辦法也對別人這麼說嗎？人們常常在不明白他人意圖的情況下，只憑結果評判他人。請試著在對話時先觀察對方說某句話的目的是不是真的打算傷害你。

## 照顧好自己再和他人對話

與人相處最常發生摩擦的時候就是「對話」，請用上述三種心態與人對話吧！請在不評判他人的情況下，一邊覺察，一邊以開放的心態對話，並觀察對方的意圖。如果對話的對象是讓你感到壓力的人，首要工作是先照顧好自己。那麼，接下來就進入對話的部分吧！

### 1. 健康地溝通

✓ 開始對話時，請試著理解對方的難處。這樣就能站在對方的立場同理對方。
✓ 專心聽對方說的話，了解對方的情緒、意圖，以及他想要什麼。
✓ 覺察並表達自己的情緒、意圖，以及自己想要什麼。

你之前說～的時候
我有～的想法，並感受到～的情緒。
你能這樣說我很感謝

如果能一邊覺察一邊對話，即使和對方意見不一致，也不會傷害彼此的感情。但是若是單方面忍耐，或主張自己是對的，可能就很難繼續對話。幸運的是，只要不忘記覺察並客觀審視和選擇，就可以適當地應對。如果遇到無視自己的善意，單方面刁難的人該怎麼辦？這時應堅定地拒絕對方。覺察能幫助我們視情況和對象做出明智的選擇。如果你常常難以拒絕他人，覺察能幫助你在需要拒絕的時候回絕對方。

## 2. 記錄讓你感到不舒服的對話

如果你曾在對話時感到不舒服或受傷，請閉上眼睛依序回想以下的問題，並寫下你想起的內容，這將有助於你觀察並照顧自己。

- 請寫下讓你覺得不舒服的對話情境。

- 什麼讓你感到不舒服？（對方的表情／對話的氛圍／特定的對話內容等）請寫下引發負面情緒的觸發器。

- 你想要什麼？你是否可以察覺自己真正的心意？（希望有安全感、想得到認同）

● 對方想要的是什麼？對方真正的意圖是什麼？（不要用自己的想法評判對方，而是問自己，對方是否真的想傷害你。）

● 你希望對方認真傾聽你說的話嗎？或者同樣的對話內容，你希望自己如何換個方式表達？請把你想讓對方聽的話講給自己聽。

● 照顧好自己，站在旁觀者的立場上客觀地看待情況。你能理解自己和對方的立場嗎？

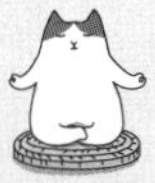

## 培養同理和憐憫的冥想

「憐憫」是希望擺脫痛苦的心情。你可以試著對在與人互動時受苦的自己表示憐憫，並告訴自己：「希望我能從痛苦中解脫。」我們也可以將這份心意傳達給他人。回想一位你今天見到的人，在心中祈禱這個人也能幸福。如果能溫暖地關注他人，內心就會更有餘裕。

1 閉上眼睛慢慢呼吸。

2 想著受苦的自己，對自己表示憐憫，並說：「希望我從痛苦中解脫。」

3 回想某個人，在心中勾勒出對方的臉，並在心裡說：「這個人也和我一樣是有想法、有情緒的人。」

4 想著這個人悲傷痛苦的樣子，並在心裡說：「他也和我一樣正經歷著痛苦。」

5 回想這個人快樂幸福的樣子，並在心裡說：「這個人也和我一樣曾在生活中感受過快樂。」

6 傳達「希望這個人不再受苦」的憐憫。

## 與人連結

有些人因為害怕在關係中被傷害，所以盡量避免與人交流，他們往往相對自卑，也因為被孤立，所以常常認為自己長得差人一等，或覺得只有自己被冷落，並感覺自己和他人是分離的。這時，請想想自己和他人的共通點。大家都是人，有想法和情緒，也會經歷痛苦。我在上課時會問大家：「今天哪位同學沒有感受到壓力？」每個人都表示自己有壓力，並笑著互相安慰。雖然我們每個人都不一樣，但是仍有許多共同點。

獨自一人時，我們都會感到孤獨和不安，所以希望有人能陪著自己，但是在內心的焦慮尚未消除的狀態下，就算與他人聚會，仍會感到痛苦。要和親近的人分離也會讓人焦慮，即使24小時都在一起，如果對方不夠關注自己，就會感到孤單。但是當你能理解、愛護並照顧好自己，一個人也能過得很好，並可以和他人進行更健康的交流。請不要因為孤獨，而是以想交流的心態去接近他人吧！

我是在地球上生活的生物，其他人也是坐在地球這艘船上的生物，與其說我和他人是彼此競爭和嫉妒的關係，不如說我們是命運共同體。我們實踐冥想的時間越久，就越能意識到自己和他人是彼此連結的存在。在地球上生活的夥伴們可以一起做些什麼呢？我們可以互相關心、表達感謝和愛，並保護、擁抱和鼓勵彼此，藉此感受到溫暖的愛。「慈愛」（Loving-Kindness）是希望幸福的心意，用愛溫暖自己和他人的心，並表達慈愛吧！

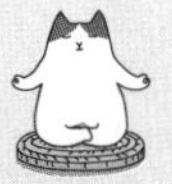

## 慈愛冥想

向自己、親密的人和所有的人表達愛時，內心會湧現親切和愛。請懷著自己和所有人都能真正幸福的希望，大聲表達愛吧！

1 閉上雙眼，並輕柔地呼吸。

2 懷著希望自己幸福的心意，向自己表達慈愛和愛。

「希望我能幸福。」

「希望我能健康。」

「希望我能安全。」

「希望我能一帆風順。」

3 慢慢地呼吸，想著身邊親密的人，也可以畫出與他們互相擁抱的樣子，並向他們傳達愛。

「希望我們都能幸福。」

「希望我們都能健康。」

「希望我們都能安全。」

「希望我們都能一帆風順。」

4 深呼吸，感受與你連結的所有人。

「希望所有人都能幸福。」

「希望大家都能健康。」

「希望所有人都能安全。」

「希望大家都能一帆風順。」

●在進行慈愛冥想時，你有什麼感覺？請寫下來。

## 冥想筆記

我們可以透過人際關係審視自己。多數的壓力和傷害都來自人際關係，這一節介紹了運用內心解決這些傷痛的方法，因為只有接受、理解並尊重自己，才有辦法如此對待他人。當你開始拔除心靈花園的雜草，治癒受傷植物的根時，人際關係自然能改善。靠得太近的樹可能會互相刺傷，所以每個人都必須注意彼此的安全距離。讓我們攜手打造能夠彼此分享心意，必要時相互依靠的健康關係，一起變幸福吧！

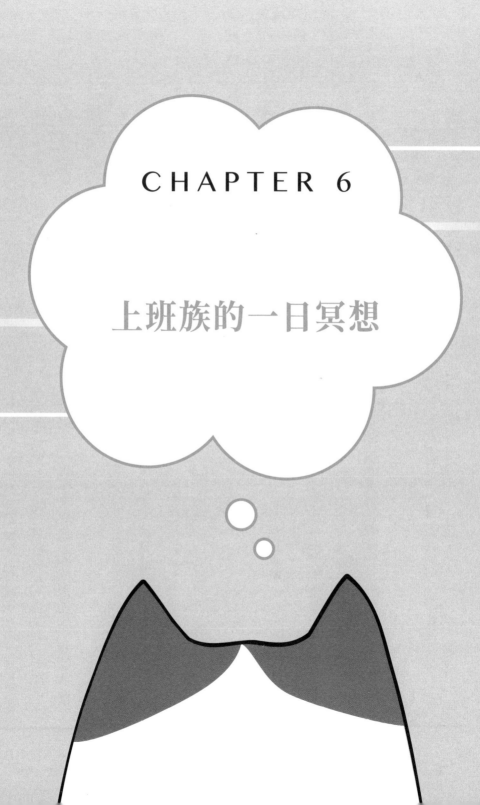

# CHAPTER 6

# 上班族的一日冥想

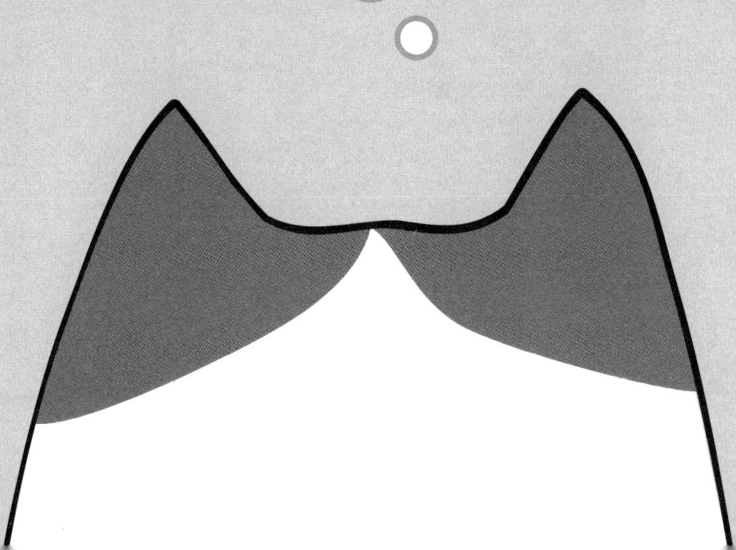

每個人都希望在生活中保持心平氣和。許多人在冥想時很平靜，但是回到現實後心情又會變得紛亂。冥想不等於正念，只是正念的訓練方式，正念能讓人隨時專注並停留在當下，也使我們的生活本身成為冥想。生活確實辛苦又繁瑣，但也是最好的訓練和學習場所。如果說在寧靜的山中冥想如同舉起五百公克的啞鈴，那麼在日常中冥想，就像是舉起兩公斤的啞鈴。

冥想和生活密不可分。我建議冥想最大的理由，是希望每個人的日常生活都能夠舒適幸福。只要用溫暖的好奇心看待所有的生活經驗，就能自然而然敞開心扉。請回想小時候充滿好奇心的自己，當時的我們就是以正念模式感受每個瞬間，即使是同樣的事物，每次的體驗都會有差異。本章我將介紹在日常生活中就可以做的簡單冥想，以及實踐正念生活的方法。現在，請先確認你是否打開了覺察開關！

## 早晨

如何開啟新的一天，會大大影響我們早上的心情。上班或開始工作前的時間就像打仗一樣。如果是通勤上班的人，光是準備出門就已經耗盡精力，有孩子的人更不用說，還必須照顧孩子。請在早上起床時就在心裡訂下對今天的期待，這能幫助你在忙碌的早晨啟動正念模式。

### 1. 晨起冥想：愉快地開啟一天

你是否常常覺得沒睡好，鬧鐘一響就馬上按掉，總希望再多睡一會呢？或是想到今天有做不完的代辦事項，將會忙碌一整天，就不想離開被窩？然而，被鬧鐘吵醒時，多睡一會其實無法緩解疲勞。既然已經睜開眼睛了，不如就開心地起床吧！

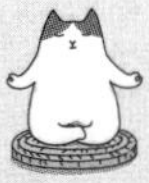

## 晨起冥想

1. 醒來時，請以躺著的狀態慢慢輕柔地進行十次腹式呼吸。早晨起床後進行腹式呼吸有助於代謝。如果這時感覺又要睡著了，請睜開眼睛做。
2. 慢慢地呼吸，並回想昨天或最近讓你心情好又感激的事，並表示感謝，同時想想今天會是什麼樣的一天呢？
3. 繼續慢慢呼吸以喚醒全身，請感受喚醒各部位的感覺。「（吸氣時）我的腳，你好！（吐氣）今天也請多多關照。」像這樣依序喚醒腳、腿、腹部、腰、胸部、肩膀、背、手臂、脖子和頭，並感受各部位的感覺。
4. 一邊覺察一邊慢慢動動手指和腳趾，整個身體緩緩地向兩側來回轉動，也轉動一下頭。雙臂向上舉起，並向自己打個招呼。
5. 不要猛然站起來，請一邊覺察動作，一邊慢慢起身，懷著對今天一天的期待，微笑著起床。

掃描QR Code
進行冥想練習

## 2. 早晨例行正念冥想：設計屬於自己的例行公事

最近有許多人將上班前的時間視為「奇蹟早晨」。其實，沒必要勉強自己把不想做的事情放進早晨的例行公事中，上班前的一小時不需要這麼嚴肅，只要起床後馬上開始做能為自己帶來愉快能量或小確幸的事就好。例如：喝溫水、做十分鐘簡單的伸展運動、冥想十分鐘、寫日記（整理今天要做的事）十分鐘。

### ● 專屬自己的早晨例行公事

設計專屬自己的早晨例行公事吧！大概三十分鐘就好，如果能用給自己愉快能量的例行公事悠閒地開啟一天，這一天將會有所不同。

## 3. 理想生活冥想：描繪真心想要的生活

在心中勾勒出真正想要的生活，大腦就會注意與此相關的資訊，讓我們接觸到想要的生活資訊。每一天都很珍貴，都是實現夢想的一天。

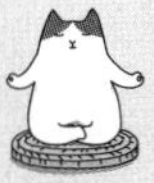

### 理想生活冥想

1 慢慢進行十次左右的呼吸，並在吐氣時放鬆。

2 回想讓你感激的事，感受感激之情，並在心中表達感謝。

3 在心中描繪出符合你的理想生活，並問問自己，在這些內心圖像中的自己是什麼樣子？表情如何？有什麼感受？同時接收滿滿的幸福感。

4 今天也向實現理想生活的自己表示支持和感謝。

## 4. 早晨咖啡冥想：早上來一杯吧！

許多人特別享受一日之晨的咖啡時間，甚至有人不喝咖啡就無法工作。然而，與其抱著太累所以不得不喝的心態，不如在喝的時候好好享受這杯咖啡吧！也可以喝茶或水等自己喜歡的飲品，讓早晨的咖啡時間更豐盛。

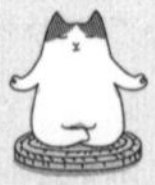

### 早晨咖啡冥想

1. 握住裝有咖啡的杯子，感受杯子的溫度和觸感。
2. 覺察自己拿起咖啡的意圖，並感受此動作。
3. 仔細嗅聞咖啡的香味。
4. 感受嘴唇接觸咖啡杯的觸感。
5. 喝一口咖啡，感受香氣，以及口中的溫度、風味和質感等。
6. 第一口咖啡進入喉嚨有什麼感覺呢？

用同樣的方式品味第三、四口咖啡，在沒覺察的狀態下大口喝咖啡，和用這種方式品嘗咖啡有什麼不同？你可以透過這種飲用方式與咖啡有更深入的接觸。

# 開始工作

## 5. 工作前的冥想：回想自己工作的意義

一般人可以坐在辦公桌前看看今天的代辦事項並整理行程的時間通常不多，但是在正式開始工作前，確立工作的目標並穩定自己的心情將能讓工作更順利。因此在工作前，先冥想一下吧！

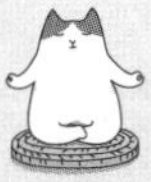

### 工作前的冥想

1. 坐在位置上閉上眼睛，或半睜開眼睛慢慢呼吸十次。
2. 回想自己工作的意義，並連結自己珍視的價值，以及能為他人帶來的價值。例如：「今天我也要協助他人使用公司的服務。」
3. 試著為今天制定目標。例如：「今天我想完成這個任務！」或是「我要在今天的會議中與同事一起完成這個項目」。
4. 思考可能會發生的變數，這有助於放下對目標和結果的執著。例如：「即使成果不如想像也沒關係」。
5. 請告訴自己已經準備好開始工作了。例如：一邊說「好，開始工作吧！」一邊感受全身的能量。

## 6.多任務覺察冥想：提升工作效率

讓人無法集中注意力的最大原因就是一次處理多個任務！同時做很多事可能會讓人有正在完成很多工作的錯覺，但是人類的注意力一次只能專注在一個地方，所以我們不可能同時專注多個工作。一次做多個工作只會讓注意力分散，並漏掉與工作相關的資訊。

「我剛剛在做什麼啊？」多工作業的人肯定有過這種想法，因為此時的你就像打開太多視窗的電腦一樣，運轉速度會變慢，專注度也會下降。來看看史丹福大學所做的一項相關研究吧！如果一個人習慣同時處理多個任務，此人的前額葉皮質和海馬迴會受損，也就是說，一次做多個工作會降低集中力和生產效率，甚至會傷害大腦。

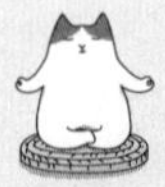

### 多任務覺察冥想

1 工作中請暫時停下來覺察，看看自己現在是否同時在做不同的工作。

2 慢慢地呼吸，思考當前首要的工作是什麼，告訴自己不要一次做很多事，並制定優先順序。

3 盡力只完全專注在一件事上。

4 突然接到重要電話或是收到上司的指令也沒關係，請先把注意力轉移到這些事情上，完成後再專注到自己排好優先順位的工作上。發生緊急情況時，請調整做事順序，練習一次只做一件事。

## 7. 正念自我稱讚：每次工作結束時都給自己獎勵

「我今天都做了些什麼？」「我今天好像什麼都沒做。」有時儘管忙了一整天，卻想不起來今天做了什麼，時間卻很快流逝了。每次結束工作時，請稱讚自己吧！你將會發現你做的比你想像的多，並能累積小小的成就感，同時感受到自己「做到了」的自信。這麼做也有助於把已經做完的工作從心裡放下，完全專注接下來的工作。

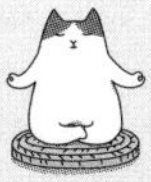

### 正念自我稱讚

1 完成一項工作後請暫時停下來，慢慢深呼吸三次。
2 稱讚自己：「我完成了一個任務，做得好！」
3 如果腦中浮現已完成的工作，請覺察並放下，專注接下來的工作。

# 下午

## 8. 正念飲食：好好地用餐

喚醒自己的五官品嚐食物，才能真正認識自己習以為常的食物，並感受食材的原味。吃飯是為身體提供能量的行為，但是現代人往往都在咀嚼兩三次後就快速吞嚥，甚至五到十分鐘內就解決一餐。如果不多咀嚼再吞下食物，消化器官的工作量就會增加兩三倍，並在消化時消耗過多能量，使得下午變得更疲倦，因此請仔細品嚐美味，仔細咀嚼至少十次吧！

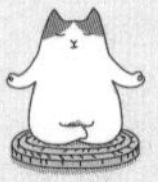

### 正念飲食

1 歡迎食物進入自己的體內。
2 嗅聞食物的香味，觀察食物的外觀。
3 將食物放入口中感受食物的味道和口感。
4 緩緩咀嚼十次，感受口中的味道、口感和風味。
5 慢慢吞下食物，感受食物進到身體裡。
6 你對進入身體內，成為身體一部分的食物有什麼想法？請對所有協助食物來到你身邊的人事物表達感謝。
7 每頓飯前三口都要仔細品味，之後也要慢慢咀嚼十次。
8 用餐完請感受一下身體消化的感覺，也許你會察覺到讓身體覺得舒服或不合適的食物。

## 9. 散步冥想：午休的散步時間

吃完午餐後去散個步如何？首先，請找到職場周圍可以安靜散步或有大自然的地方。大自然本身就具有療癒作用。即使沒有自然景觀，能安靜散步的路線也可以。大家都知道，散步有助於減少壓力並恢復疲勞。請盡量散步十五分鐘以上。前幾分鐘請在散步時覺察全身的動作，接著舒服地漫步在有大自然或幽靜的路上。

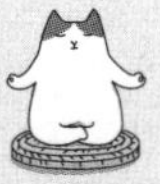

### 散步冥想

1. 尋找適合散步的地方，像是安靜的地點或有大自然的地方。
2. 前幾分鐘請覺察走路的動作，包含自己想散步的意圖、腳的移動、腳觸地的感覺、抬起腳的感覺等，請一邊覺察全身的動作，一邊慢慢走路。
3. 站著感受一下午後的陽光，也可以張開雙臂感受陽光浸透全身的感覺。
4. 仰望天空，看看天空的樣子，如果附近有植物，也可以試著和植物交流。
5. 請慢慢走，一邊走一邊看風景，同時覺察自己的呼吸和動作。

## 10. 正念休息：工作一小時休息一分鐘

短暫的休息對自己和工作都有所幫助。工作到一段落後，短暫的呼吸冥想能為疲憊的大腦帶來真正的休息。請在工作一小時後，讓自己的心休息一分鐘吧！

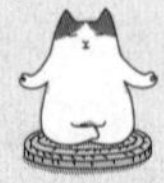

**正念休息**

1 工作一小時後請暫停，放鬆因為坐得筆直而緊繃的身體，舒服地靠在椅子上，閉上眼睛，緩慢且舒服地呼吸十次左右。

2 身體的姿勢和內心會相互影響，所以請注意你的姿勢，如果發現自己縮著肩膀，請在吐氣時將肩膀向後轉，並挺起胸膛。請重複幾次這個動作，並伸展脊椎。如果要做伸展運動，請一邊呼吸一邊慢慢拉伸。

## 11. 減壓休息法：舒緩疲勞的下午

研究表明，看看窗外的景色或植物，對創造力和工作效率有很好的影響。工作中需要療癒時可以嘗試看看。

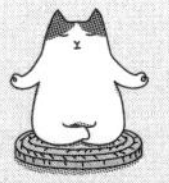

### 減壓休息法

1. 請望向窗外（站在能看清窗外的地方），將視線遠離文件和電腦，讓眼睛休息一下。
2. 也可以在桌上放個盆栽，讓自己在休息的時候可以看植物。在螢幕放上自己喜歡的自然風景，或想去的旅行地點，也能得到治癒。
3. 嘗試在心中想像自己躺在綠寶石般的大海上或身處蓊鬱森林中。想著這些風景時請慢慢地呼吸。

## 12. 定心冥想：開會或報告前的心理準備

在會議上大家會針對共同的願景和目標交換意見，因此請以開放的心態面對會議並覺察。

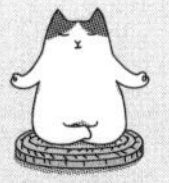

### 會議前的定心冥想（整理思緒）

1. 進行一分鐘的呼吸冥想。
2. 透過呼吸冥想，在心情平靜的情況下思考自己想透過會議實現什麼。
3. 整理自己在今天的會議中想表達的意見。
4. 在吐氣時放下自己的意見，不論有什麼意見，都要以開放的心態參加會議。

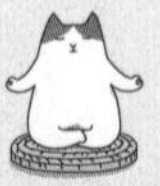

## 會議前的定心冥想（舒緩不安）

在會議上報告可能會讓人感到不安，報告前請如實承認自己緊張的心情，給予自己安全感。感到不安時，專注呼吸將有助於心情平靜。

1. 接受可能會產生的不安，並用身體的感覺來感受。
2. 將手放在感到不安的身體上並安撫自己。
3. 溫柔地問自己為何感到不安。
4. 傾聽自己「害怕失誤」或「做不好會被罵」等心聲。
5. 告訴自己：「原來是因為擔心失誤而感到不安啊」、「我們本來就不可能讓所有人都滿意」，或「緊張是理所當然的，沒關係」等能安撫內心的話，並關愛不安的自己，同時告訴自己：「希望我能感到自在！」
6. 吸氣、停止、吐氣、停止（各在心中默數四拍），依此呼吸順序進行約十次的腹式呼吸，並專注在呼吸上。

## 13. 觀察疼痛的冥想：輕微的疼痛也不放過

在日常生活中，有時即使沒有做出太激烈的動作，疼痛也會突然出現。如果在工作時出現輕微疼痛，該怎麼辦呢？觀察疼痛的冥想應該可以提供幫助。

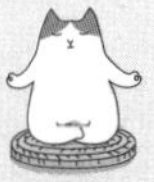

## 觀察疼痛的冥想

1 舒服地靠在椅子上，慢慢地深呼吸幾次，並在吐氣時放鬆全身。

2 注意感到疼痛的部位，如實觀察疼痛的強度、範圍和感覺的變化。

3 想像著呼吸進入疼痛的部位並離開，繼續觀察疼痛的感覺，不要試圖消除疼痛，而是客觀地觀察，感受疼痛產生並消失的變化。

4 如果你產生「我痛到快死了」或是「繼續痛下去該怎麼辦」等對疼痛的厭惡感，請覺察這樣的想法和情緒。

5 如果可以，請把手放在疼痛的部位，輕拍或溫柔地撫摸，這不是為了消除疼痛，而是要和這個強烈的感覺共存。

掃描 QR Code
進行冥想練習

練習觀察疼痛感後，會發現這個感覺並非固定不變。透過這個觀察，你會發現自己對疼痛的任何想法和情緒，都會加深痛苦。請不要忘記疼痛傳達給你的重要資訊！

# 傍晚

## 14. 下班通勤冥想：想想今天的晚餐

聽見輕盈的腳步聲！終於到了下班時間了！請在下班路上也稍微冥想一下吧！

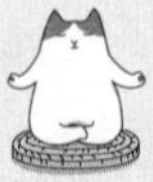

### 下班通勤冥想

1 找好位置後坐下或站著閉上眼睛，或半睜開眼睛並慢慢呼吸。

2 回想今天工作中發生的事、今天完成的工作，以及令你感激的事和感到成就感的時刻，並給經歷失誤或挫折的自己一點安慰。

3 今天晚上的我最需要的是什麼？什麼都不想就回家的話，吃完晚餐就會呆坐著，時間一下子就過去了，所以請問問自己，休閒活動、學習或休息等，今天晚上的你最需要什麼？

## 15. 數位排毒法：改變數位產品使用習慣，成為生活的主人

手機和社群網站已經成為現代人生活的一部分，許多人如果不帶手機出門就會感到不安。有些人常常哄騙自己使用手機只是為了搜尋需要的東西，但是往往卻在不知不覺間成了演算法的奴隸，不小

心浪費三十分鐘或一個小時都是家常便飯。如同前面所提，內心徬徨就是思緒漫遊，過度使用智慧手機和社群網站的人，往往容易因為接觸過多的資訊而思緒漫遊。為了讓自己更專心，請審視過度使用手機和社群網站的原因，以及是否有隱藏在背後的欲望，這可以讓你不再被牽著鼻子走，而是有意識地使用手機和社群網站。以下我將介紹可以簡單實踐的數位排毒法。

1 即使沒有任何通知，你還是會習慣性地不斷確認手機嗎？或是因為玩社群網站，所以後悔時間流逝嗎？請檢視自己和手機的關係吧！你通常何時使用手機？例如：習慣經常確認、感到無聊時才用、睡覺前等。主要用手機做什麼／用幾小時？例如：看 Youtube 推薦的影片，不知不覺用了一小時、每天玩IG兩到三小時等。用的時候／用完心情如何？

2 如果你決定要做數位排毒，就必須和自己約定只在需要的時候使用手機。請覺察自己會習慣性地使用手機和社群網站，並將注意力轉移到呼吸上。慢慢地呼吸，並問自己：「我現在為何要看手機？這是必要的嗎？」確認你想看手機的目的和需求後再選擇是否要用。練習幾次後，你將能逐漸改善無意識看手機的習慣。

3 無意識地使用手機時，請問問自己：「我現在在做什麼？我真的想用手機嗎？」如果你覺察自己不想使用手機，就請放下手機吧！例如：本來是想搜尋自己想要的資訊，但是現在卻在看別的東西！

4 剛開始可能無法決定使用手機的時間，但是請試著實踐，並記錄自己在沒有使用手機和社群網站的時間裡做了些什麼，以及心情如何。

# 睡前

## 16. 正念沐浴：消除一天的疲勞

洗澡可以洗去一整天從外面帶回來的各種髒汙和灰塵，熱水澡也有助於放鬆一整天緊繃的身體，緩解疲勞，使心情變好。不僅如此，洗澡也有助於身體代謝。睡前洗澡也能夠助眠。一般人洗澡時容易想東想西，請有意識地覺察洗澡的動作，並享受洗澡的過程吧！

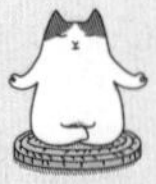

### 正念沐浴

1 用手感受水的觸感和溫度，並覺察水接觸身體時的溫度和感覺。

2 感受用泡沫搓揉身體的感覺，請一邊搓揉，一邊對身體的各部位說：「今天也辛苦了，謝謝！」

3 用水沖走汙染物、灰塵和一整天的疲勞，並感受用水沖洗身體時的溫度和感覺。

## 17. 睡前冥想：舒舒服服地結束一天

提前準備好明天要用的東西，並做完簡單的伸展運動後躺在床上，累了一整天，還有比這更幸福的時刻嗎？

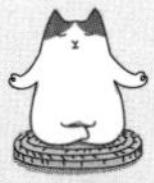

### 睡前冥想

1 慢慢地做腹式呼吸。

2 一邊呼吸一邊回想今天值得感謝的事，並發自內心地感謝。如果能抱著好心情睡著，睡眠中會對潛意識產生很好的影響。

3 覺察雙腳，吐氣時心裡說一邊「我的腳很舒服」，一邊放鬆。請從腳到頭依序放鬆身體的各部位。放鬆身體後，就能慢慢入睡。

掃描QR Code
進行冥想練習

＊無法入睡時，請試著覺察心中浮現的雜念。「如果睡不好，明天會很累」、「為什麼我會睡不著」這些想法只會妨礙你入睡。請接受無法入睡的狀態，並告訴自己：「即使睡不著也沒關係」，或「閉上眼睛躺著也算是休息」。如果還是睡不著，仍然可以繼續躺著，或者起床做想做的事，當然也可以冥想，等到真的累了再睡。如果因為湧現負面情緒而無法入睡，請用本書第四章介紹的冥想照顧自己的心。

## 打造屬於自己的正念模式

閱讀到這邊，你已經學到了各種正念方法和冥想。正念是從堅持不懈的冥想訓練開始的。但是初學者很難一次完成這麼多冥想，只要從覺察負面情緒，並專注呼吸開始就好。當然在實踐的過程中會有不順利或不想做的時候，也會有挫折感，這些都是理所當然的，請把每次的實踐都當作是新的體驗，試著做自己做得到的訓練吧！

本書依序說明了有助於整理心靈花園的冥想法，但是我並不希望各位因為一次做完所有的冥想而感到疲憊，也不希望冥想成為你的負擔。請各位從書中選擇適合自己，或想嘗試的冥想來實踐就好。請先決定一個正式的冥想訓練和一個正念練習，一點一點慢慢開始，熟悉之後再練習下一個，透過這些練習，你將會找到最適合自己的冥想時間和方法，並找到屬於自己的正念模式。

我在本書中反覆強調，唯有親自實踐冥想和正念，才能讓好習慣自然而然地浸透到你的生活中，就像光是看運動影片不會長肌肉一樣！因此，本書透過步驟指引、影片連結和日記等具體方法，希望各位能夠輕鬆地踏出第一步，親身嘗試。

我在這裡支持著各位成為能用冥想打造心靈花園的園丁。

希望我們都能健康、舒適且幸福！

## 本週的正念模式

例如：【起床】呼吸冥想十分鐘 ↓【上午】正念休息（工作一小時休息一分鐘）↓【晚上】沐浴冥想

● 上午：

● 下午：

● 晚午：

HEART
心視野 心視野系列 106

# 我的一天從冥想開始

나의 하루는 명상에서 시작된다 : 번아웃 직장인에게 필요한 마인드풀니스 명상 습관 !


作者 慶抒潤（경서윤）
譯者 陳宜慧・黃惠瑄（冥想音檔）
封面設計 張天薪
版型設計 theBAND・變設計－Ada
內文排版 許貴華
音檔製作 房子共同工作室
行銷企劃 黃安汝
出版一部總編輯 紀欣怡

出版者 采實文化事業股份有限公司
業務發行 張世明・林踏欣・林坤蓉・王貞玉
國際版權 鄒欣穎・施維真
印務採購 曾玉霞
會計行政 李韶婉・簡佩鈺
法律顧問 第一國際法律事務所 余淑杏律師
電子信箱 acme@acmebook.com.tw
采實官網 www.acmebook.com.tw
采實臉書 www.facebook.com/acmebook01

ISBN 978-986-507-974-1
定價 380元
初版一刷 2022年10月
劃撥帳號 50148859
劃撥戶名 采實文化事業股份有限公司
104台北市中山區南京東路二段95號9樓
電話：(02)2511-9798 傳真：(02)2571-3298

國家圖書館出版品預行編目資料

我的一天從冥想開始 / 慶抒潤 ( 경서윤 ) 著 ; 陳宜慧譯 . -- 初版 . -- 臺北市 : 采實文化事業股份有限公司 , 2022.10
256 面 ; 17x23 公分 . -- ( 心視野系列 ; 106)
譯自 : 나의 하루는 명상에서 시작된다 : 번아웃 직장인에게 필요한 마인드풀니스 명상 습관 !
ISBN 978-986-507-974-1( 平裝 )
1.CST: 超覺靜坐 2.CST: 生活指導

411.15 111012510

HEART
心|視野

HEART
心|視野